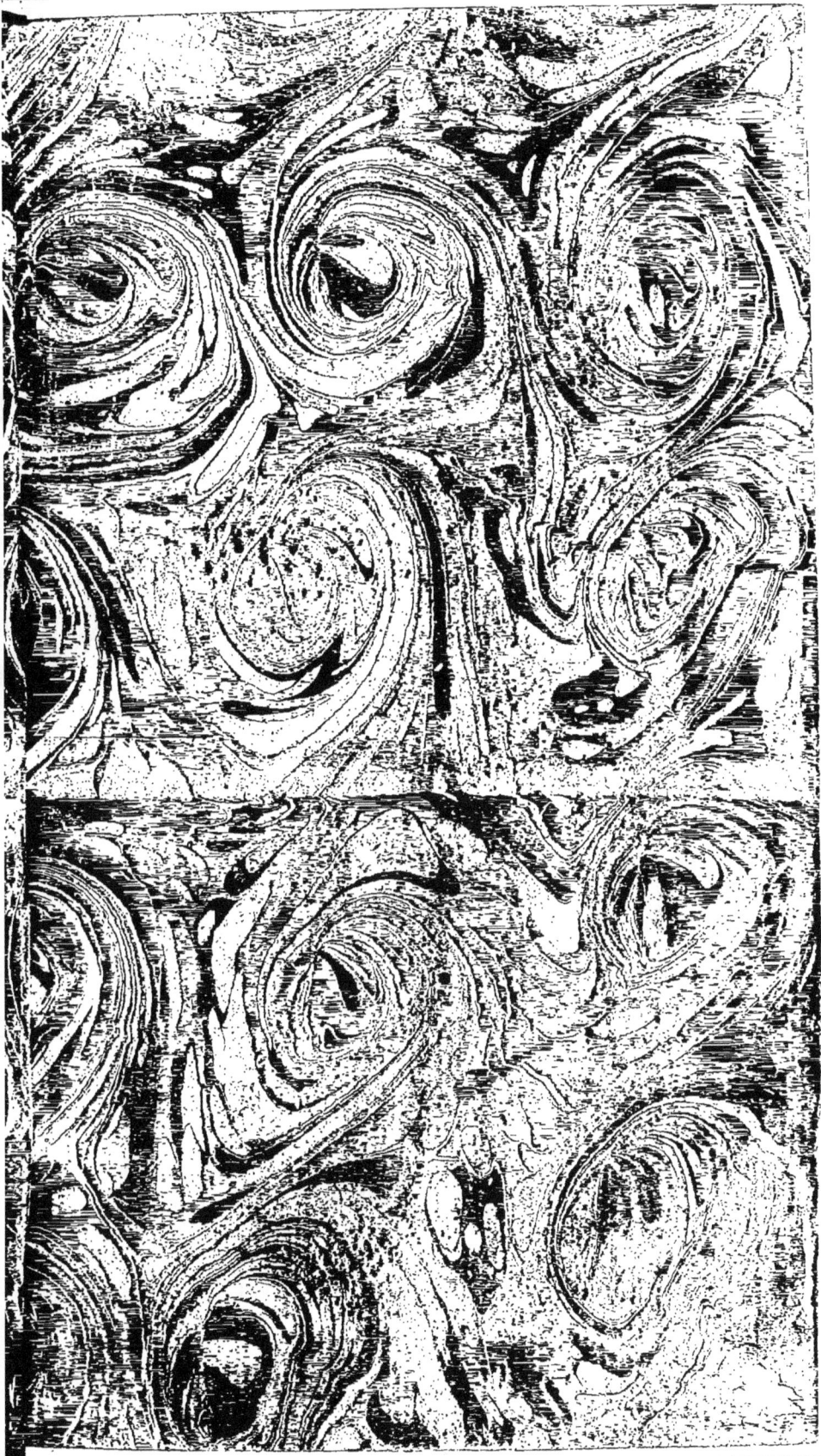

RECUEIL

SUR

L'ÉLECTRICITÉ

MÉDICALE,

RECUEIL

SUR

L'ELECTRICITÉ

MÉDICALE,

DANS LEQUEL ON A RASSEMBLÉ
les principales Piéces publiées par divers
Sçavans, sur les moyens de guérir en
électrifant les malades.

TOME SECOND.

A PARIS,

Chez { VINCENT, rue S. Severin.
{ DIDOT jeune, rue du Hurepoix.

M DCC LXIII.

Avec Approbation, & Privilége du Roi.

RECUEIL
D'EXPERIENCES
FAITES A VENISE
SUR
LA MEDECINE
ELECTRIQUE,
PAR QUELQUES AMATEURS
DE PHYSIQUE.

DEDIE'

A M. l'Abbé NOLLET, de l'Académie Royale des Sciences de Paris, de la Société Royale de Londres, de l'Académie de l'Inſtitut de Bologne, & Maître de Phyſique de M. le DAUPHIN.

PUBLIE'

Par M. J. FORTUNAT BIANCHINI, Docteur & Profeſſeur en Médecine.

ET TRADUIT DE L'ITALIEN

Pour ſervir de correctif à la Lettre ſur l'Electricité médicale.

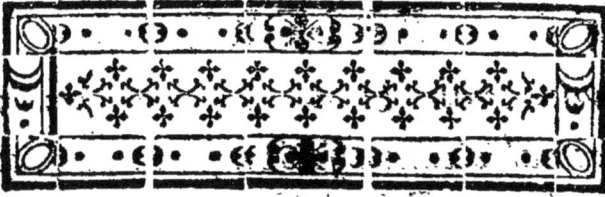

EPITRE
DEDICATOIRE.

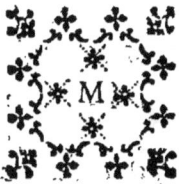ONSIEUR,

Le petit séjour que vous avez
fait à Venise en allant à Rome,
nous aiant procuré le plaisir de

A ij

vous voir & de jouir de votre aimable converfation, nous a fait naître auffi le deffein de nous unir pour entreprendre les expériences contenues dans ce Volume, & celui de vous les offrir comme un bien qui vous appartient à jufte titre. En effet, nous avions bien du regret de voir qu'après vous être détourné de votre route pour vifiter cette Capitale, & pour vé-rifier le nouveau phénoméne de la Médecine Electrique, vous n'euf-fiez pu à caufe du vent de Siroc * qui régnoit alors, vous fatisfaire d'une maniere qui nous fît honneur. Nous ne vous diffimulerons pas ce-pendant que notre propre curiofité

---

* Vent chaud, chargé de vapeurs, & que l'on croit mal fain.

ne foit entrée pour quelque chofe
dans le deffein que nous avons
eu de fatisfaire la vôtre touchant
cette découverte qui fait tant de
bruit. Votre authorité en pareille
matiére eut été fans doute d'un
grand poids pour nous faire revenir d'un fentiment contraire au
vôtre ; non-feulement parce qu'appliqué depuis longtems à l'étude
de la Phyfique , vous avez déja
montré par vos fçavans écrits
combien vous êtes habile & heureux à expliquer les effets de la
nature , mais encore parce qu'aidé
par un grand Roi qui prend à cœur
le progrès des fciences , vous n'a-
vez manqué d'aucun moyen dans
vos recherches ; malgré cela quelqu'un de nous fe rappelloit ce qui

étoit arrivé à quelques-uns de vos
compatriotes, qui par une émulation affez équivoque, ou pour avoir
confondu mal à propos nos Au-
theurs fenfés avec des efprits vifio-
naires dont chaque pays a fa bonne
part, ont été jufqu'à nier des vé-
rités de fait que des Sçavans Italiens avoient mifes au jour, telles
que l'obfervation de François Rédi
fur le venin de la vipére, & celle
de Valifnieri fur la fuite des vers
cucurbitins.

     Cette réflexion, foit dit fans
bleffer la haute idée que nous avons
de votre bonne foi fi bien établie,
nous fit prendre la réfolution de ne
rien croire que fur le témoignage
de nos fens. Pour cet effet nous
commençâmes par fixer le lieu de

nos assemblées ; nous choisîmes
celui-là même que vous aviez ho-
noré de votre présence, où vous
trouvâtes une machine électrique
exécutée selon votre goût avec des
assortimens convenables ; où vous
prîtes plaisir à éprouver un globe de
porcelaine & un cylindre d'émail ;
ce fut dans cet endroit, dis-je, où
ayant été reçûs nous-mêmes avec
toutes sortes de politesses par M. Zi-
borghi, qui joint à beaucoup d'esprit
une grande connoissance des mécha-
niques & un goût singulier pour
tout ce qui concerne les expériences & l'histoire naturelle , nous
fîmes porter les nouveaux tubes &
les globes dont nous avions besoin pour nos différentes épreuves.
Nous devons beaucoup aussi aux

A iv

maniéres obligéantes de M. Fr.
Rigoni, qui indépendemment de
la Pharmacie & de la Chimie dont
il fait sa profeſſion ordinaire,
marque encore bien du goût & du
diſcernement pour les autres ſcien-
ces ; dès qu'il ſçut que nous ap-
préhendions de ne pas trouver des
drogues aſſez nouvelles, aſſez bien
conſervées, telles en un mot, qu'on
ne pût pas rejetter ſur leur défaut
de qualité plutôt que ſur l'ineffica-
cité de la vertu Electrique ce qui
pourroit manquer aux réſultats de
nos expériences, il nous offrit gé-
néreuſement de ſon magaſin les
gommes, les ſels, les eſprits, les
minéraux, & généralement toutes
les matiéres dont nous avions be-
ſoin, & nous les a toujours fourni

avec l'éxactitude la plus scrupuleuse. Nous commençâmes nos opérations peu de tems après votre départ, & nous ne les interrompîmes que dans les tems où l'état de l'air n'étoit pas favorable à l'Electricité ; nous la voulions forte afin qu'à cet égard il ne restât rien de douteux dans nos épreuves, & il nous est arrivé rarement de les suspendre pour cette raison. Vous pouvez juger par ces précautions que nous avons été circonspects jusques dans les plus petites choses, afin de ne nous point tromper, ce que vous sçavez qui n'arrive que trop souvent : ainsi pour n'avoir rien à craindre du témoignage d'autrui, qui auroit pu nous en imposer si nous eussions fait nos

expériences ſur des gens du peu-
ple , qui par trop peu d'attention
ſur eux - mémes ſe fuſſent attiré
après l'Electriſation , & indépendemment de cette cauſe , quelque
incommodité ou dérangement de
ſanté , ou qui par ignorance n'euſſent ſçu nous dire au juſte ce qui
ſe ſeroit paſſé en eux ; ou bien ſi
nous euſſions eu affaire à des perſonnes peu ſincéres , qui euſſent
réglé leurs dépoſitions ſur ce qu'ils
auroient oui dire être arrivé à d'autres , ou enfin à des ſujets dont
l'imagination s'échauffe aiſément ,
& ſur leſquels on ſçait par expérience qu'il n'eſt pas prudent de
compter : pour éviter , dis-je , toutes ces occaſions d'erreur , nous
avons voulu faire nos épreuves ſur

nous-mêmes, bien perfuadés qu'aucun de nous n'étoit affez peu fenfé
pour fe laiffer emporter au gré de
fa propre imagination. Pour preuve de ceci, vous verrez que nous
avons fait & refait les mêmes expériences de différentes façons, avec de
violents Sternutatoires, des Emétiques, des Narcotiques, & enfin
avec les plus puiffans laxatifs. Il
ne s'en eft jamais fuivi pour le
corps humain aucune altération,
ni aucun autre effet que celui qui
a coutume d'arriver quand on fe
fait fimplement Electrifer, étant
fur le gateau de réfine, ayant les
mains vuides, & fans mettre aucune drogue dans le vaiffeau de
verre que l'on frotte. Peut-être
étoit-ce parce qu'aucun de nous en

se faisant Electriser, ne s'étoit per-
suadé fortement qu'il alloit ressen-
tir ces merveilleux effets, que di-
sent avoir éprouvés ceux qui les
ont publiés ; au reste si nous ne
sçavions pas avec quelle modéra-
tion & avec quelle retenue vous
avez coutume de suspendre votre
jugement, pour ne pas condamner
d'abord des choses auxquelles on
peut donner une interprétation favorable, nous serions les premiers
à vous prier de ne pas conclure de
ceci, qu'aucun de ceux qui ont publié en Italie leurs observations &
leurs expériences touchant la Médecine Electrique, ait eu dessein
d'en imposer au public ; outre
que plusieurs d'entre-eux ont fait
preuves suffisantes de bonne foi &

de lumiéres , vous fçavez mieux
que nous par combien de circonftances & de combinaifons il peut
arriver qu'on attribue à une caufe
tel effet qui dépend de tout autre
principe : vous applaudirez du
moins , comme nous , à l'intention
qu'ils ont eu de procurer de nouveaux moyens pour fecourir l'humanité fujette à tant de maux ;
intention toujours très - louable ,
quand bien même elle n'auroit pas
le fuccès qu'ils ont tâché de lui
faire avoir. La bonne volonté doit
tenir lieu de mérite , quand le pouvoir nous manque. C'eft ce qui nous
fait efpérer que vous voudrez bien
agréer les obfervations que nous
avons faites fur ce même fujet , &
dont nous vous offrons l'hiftoire
dans ce petit ouvrage ; puifqu'en

nous livrant à ce travail nous n'a-
vons eu d'autre deſſein que de met-
tre l'eſprit humain en garde contre
la prévention & les préjugés aux-
quels il n'eſt que trop ſouvent expo-
ſé. Si nous avons manqué notre
objet, nous ſommes perſuadés que
vous n'en approuverez pas moins le
motif qui nous a animé ; vous de-
vez nous tenir compte des efforts
que nous avons faits pour ſeconder
l'attachement ſincére que vous avez
pour la vérité, & c'eſt avec le méme
attachement que nous vous prions
de croire que nous ſommes tous
très-ſincérement,

MONSIEUR,

A Venise, le 2.   Vos très-humbles & très-
d'Octobre 1749.   obéiſſans ſerviteurs
                N...N...N...N...

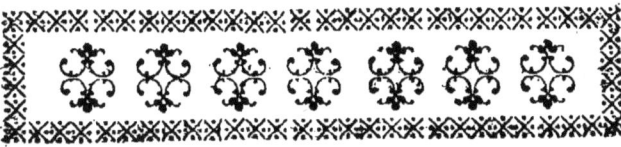

PRÉFACE

DE L'AUTEUR.

L'ELECTRICITE' est connüe aujourd'hui dans toutes les parties de l'Europe ; on sçait aussi que ce Phénoméne dont les Anciens Philosophes ont eu quelque connoissance , est plus célébre depuis 40 ans, qu'il ne l'avoit jamais été auparavant, & qu'il devient tous les jours de plus en plus intéressant. Les découvertes merveilleuses qu'on fit en ce genre, n'occupérent d'abord que les Physiciens qui s'appliquérent à

en chercher les caufes , en les
confidérant jufques dans leurs
moindres circonftances , enfuite
elles paſſérent comme de main
en main dans les Cabinets , dans
les Cercles , & jufques dans les
Places publiques , où elles ſervi-
rent de fpectacle & d'amuſement
aux curieux. Enfin les Médecins
s'en font emparé , & par un
motif très-louable , ils ſe font
donné beaucoup de peine pour
en faire quelque uſage utile. On
peut voir par pluſieurs ouvrages
publiés en Allemagne, à Genéve,
en Italie , combien d'Auteurs
graves fe font déclarés partiſans
de l'Electricité employée ſeule
comme reméde , & la haute idée
qu'ils en ont priſe par rapport à
                                la

la guérifon des maladies les plus
férieufes, & les plus opiniâtres,
en s'appuyant fur les obfervations de Meffieurs Kratzenftein,
Jallabert & Verati, tous trois
Profeffeurs célébres & d'un mérite reconnu. D'autres perfonnes
cependant dont l'authorité n'eft
pas moins refpectable, fe décla-
rent contre cette opinion, & ne
faifant aucun fond fur les raifonnemens par lefquels on prétend
la rendre plaufible, révoquent
même en doute la plupart des
faits qu'on cite en fa faveur, ou
du moins les attribuent à toute
autre caufe qu'à la vertu Electrique. On peut confulter à ce fujet
la Lettre du Docteur Bianconi,
les obfervations de M. Louis, &

B

les expériences faites à Paris dans l'Hôtel Royal des Invalides, par Messieurs Morand, de La Sone & Nollet ; ce que nous avons lû , & ce qui s'est passé sous nos yeux , nous portent à croire que l'Electricité considérée par rapport au corps humain & mise en pratique dans la Médecine , est un reméde assez indifférent , capable de produire tout au plus quelques effets passagers , & qui dépendent peut-être de l'air de confiance avec lequel le Médecin employe ce reméde, ou plutôt de la forte imagination du malade qui l'éprouve. Mais ce n'est point là ce que nous nous sommes proposé d'éxaminer : notre objet pour le présent est de connoître par la

voye de l'expérience, fi l'Electricité peut fervir à faire paffer des
médicamens dans le corps des malades, & cela pour deux raifons ;
premierement, parce que c'eft en
Italie que cette prétendue découverte à pris naiffance, & que
les auteurs qui en ont écrit font
prefque tous Italiens : feconde-
ment, parce que nous fçavons
de bonne part que cette char-
mante maniere de guérir & de
purger, n'a point pu réuffir à
des gens qui ont fait les expériences avec le plus d'éxactitude, & qu'elle a encore befoin
d'être éxaminée. Et comme les
uns prétendent qu'en pratiquant
la Médecine Electrique, il faut
renfermer les drogues dans le

B ij

cylindre ou globe de verre *
que l'on frotte ; les autres, qu'il
faut les placer dans la main même
de la perſonne Electriſée ; d'autres enfin, qu'il vaut mieux les
faire entrer dans la caraffe en
partie pleine d'eau, dont on ſe
ſert pour faire ſentir la commotion ** ; nous en avons pris occaſion de partager nos recherches
en trois parties, relativement à
ces trois prétentions, & dans les
unes comme dans les autres, les
faits nous ont appris à quoi nous

* La plupart de ceux qui font ces expériences en Italie, ſe ſervent d'un vaiſſeau de verre
cylindrique qui a 7 à 8 pouces de longueur,
& 3 ou 4 pouces de diametre, & ils donnent à
ce vaiſſeau le nom de *Tube* ou de *Cylindre.*

** L'Auteur entend ici cette ſecouſſe intérieure que l'on reſſent dans l'expérience de
Leyde, qui eſt maintenant ſi connûe.

devions nous en tenir par rapport
aux affertions publiées par différens auteurs dont le témoignage,
capable d'en impofer, a infpiré
tant de curiofité aux Philofophes
ultramontains, & tant de confiance à ceux de notre pays.
Voila donc quel a été notre plan ;
fi nous ne l'avons pas rempli avec
toute l'étendue que méritoit l'im-
portance du fujet, au moins y
avons nous mis toute l'attention
& toute l'éxactitude dont nous
étions capables ; mais nous fe-
rions fâché qu'on nous imputât
d'avoir voulu nous ériger indif-
crétement en Cenfeurs des découvertes d'autrui, ou d'avoir affez
préfumé de nos lumiéres pour
croire qu'elles duffent diffiper les
erreurs de ceux qui ont travaillé

avant nous fur la même matiere ;
nous n'avons d'autres prétentions
que d'expofer fimplement ce que
nous avons obfervé ; & nous
proteftons que dans toutes les
expériences que nous avons faites , & que nous publions aujour-
d'hui , non comme un ouvrage
que nous croyons éxempt d'im-
perfections , mais plutôt comme
un effai qu'on nous preffe de mettre au jour , notre unique but a
été de chercher & de découvrir
la vérité. Pour preuve certaine
de ce que nous avançons ici ,
nous déclarons que nous laiffons
volontiers à quiconque voudra le
faire , la liberté de contefter nos
expériences avec la même févé-
rité que nous avons éxaminé celles d'autrui.

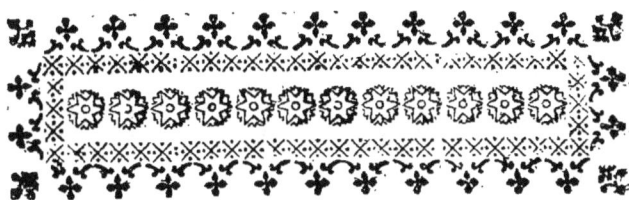

RECUEIL

D'EXPERIENCES
FAITES A VENISE.
SUR
LA MEDECINE
ELECTRIQUE.

PREMIERE SECTION.

Des médicamens renfermés dans le Cylindre de verre.

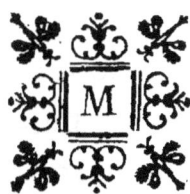

ONSIEUR J. François Pivati, Jurifconfulte de Venife, & fort curieux de tout ce qui concerne l'Hiftoire naturelle , fit imprimer en 1747. une Lettre fur l'*Electricité appliquée à la Médecine*, qu'il dédia à M. Fr. Marie Zanotti Secrétaire de l'Académie des Sciences de Bologne. Cette Lettre contient plufieurs expériences Medico-Electriques qui étoient déja connues ; mais parmi celles-là, on en trouve qui font tout à fait nouvelles, merveilleufes, & qui n'appartiennent qu'à M. Pivati. Si l'on a reconnu avant lui que la machine Electrique pouvoit fervir à guérir des maladies, on peut dire qu'il eft le premier qui ait fongé à enduire intérieurement les tubes ou les cylindres de verre, avec certaines matiéres réfineufes & appropriées à différentes guérifons. C'eft lui qui le premier a cru voir que les parties les plus fubtiles de ces drogues, quoiqu'éxactement renfermées dans les tubes, paffoient toujours à travers les pores du verre, &

fe

fe tranfmettoient avec le courant
de matiére Electrique jufques dans
le corps d'un homme placé fur un
gâteau de réfine. Les guérifons rapportées par M. Pivati, font non-feulement nombreufes,mais très-furpre-
nantes, & elles n'ont jamais mieux
réuffi qu'à l'égard des maladies les
plus opiniâtres , & qui avoient le
plus réfifté aux fecours les plus accrédités de la Médecine. Celles-ci
furtout méritent une confidération
particuliére.Un Evêque gouteux depuis nombre d'années , au point d'en
avoir les pieds , les mains , les genoux tout retirés , fut guéri auffi
promptement qu'il auroit pû l'être
par un miracle.Une Dame de foixante ans , paralytique des bras & des
mains depuis plus de fix mois, reprit
en moins de deux minutes le mouvement qu'elle avoit perdu. Un jeune homme qui pouvoit à peine fe

tenir debout , fut délivré en moins
de huit jours d'une enflure qu'il avoit
depuis longtemps à la jambe , & dont
on avoit effayé inutilement de le
guérir.

Toute la difficulté qui fe rencontre , quand on veut faire ufage de
cette merveilleufe façon de guérir ,
eft de choifir à propos , parmi tant
de remédes indiqués par la Médecine , ceux qui conviennent à la
cure de chaque maladie, ou qui peuvent le mieux s'ajufter avec la vertu
Electrique , ce qui véritablement
n'eft point aifé. M. Pivati commença
fes premieres tentatives , avec les
Baumes , & avec les matiéres réfineufes : après en avoir enduit intérieurement fes tubes , il s'apperçut
que le verre ainfi préparé devenoit
fortement Electrique; & que les Malades électrifés avec ces nouveaux
inftrumens , en recevoient un foula-

gement plus prompt & plus fûr. C'eft
pourquoi cet ingénieux Auteur, animé par des fuccès heureux de toutes
les efpéces, s'appliqua plus particu-
liérement à étendre cette admirable
découverte, en faifant ufage de différens baumes, & de quantité d'autres drogues : il fît peu à peu, fuivant
fon induftrie, & le befoin qu'il en
eut, des cylindres *diurétiques*, *antipo-
plectiques*, *fudorifiques*, *cordiaux*, *céphaliques*, &c. C'eft-à-dire, qu'il en fît
pour guérir en peu de temps toutes
les maladies les plus douloureufes,
les plus difficiles à traiter, & les plus
opiniâtres. Pour prouver que les médicamens renfermés dans les cylindres paffent réellement du dedans
au dehors par les pores du verre,
& que la matiére Electrique qui s'en
charge, les tranfporte avec elle-
même jufques dans le corps électrifé,
M. Pivati allégue deux raifons qu'il

C ij

appelle *raisons de fait* & non de conjecture ; la première, qu'une Dame
électrisée avec un Cylindre qui renfermoit bien exactement du baume
du Pérou , eut peu de temps après
tout le corps parfumé de cette
odeur , & qu'ayant sué la nuit suivante , elle la communiqua à sa che-
mise , à ses draps & à son lit. La
seconde raison est, qu'il a toujours
observé que ses cylindres garnis de
drogues , à force de servir , per-
doient peu à peu leur vertu ; que
leur enduit intérieur se consumoit
à proportion de l'usage qu'on faisoit de l'instrument , jusqu'au point
qu'ayant d'abord l'épaisseur de six à
sept lignes , il se réduisoit souvent
à celle d'une feuille de papier ; &
enfin que ce qu'il en restoit n'avoit
plus ni odeur , ni saveur , & ressem-
bloit à un *caput mortuum.*

La Médecine Electrique de M.

Pivati s'eſt fait de fameux partiſans,
& en grand nombre , en Italie &
ailleurs. M. le Marquis Maffei, que
ſa vaſte érudition a rendu ſi célébre
dans la République des Lettres , lui
écrivoit en ces termes vers la fin de
l'année 1747. « Nous avons fait
» ici pluſieurs Expériences Médico-
» Electriques : nous trouvons par-
» ticuliérement que ceux qui ont la
» goute aux pieds ou aux mains ,
» ſont ſenſiblement ſoulagés quand
» on les électriſe. Cependant , com-
» me je ſouhaite que cela ſe confir-
» me ; je vous prie de me dire ſi vous
» avez trouvé que cet effet ſe ſou-
» tînt , tellement, qu'après deux ou
» trois jours le Malade ne ſe retrouve
» pas dans ſon premier état. Si cela
» étoit, ce feroit une choſe bien eſti-
» mable de pouvoir calmer ainſi une
» douleur contre laquelle la Méde-
» cine ordinaire ne peut rien ; mais

C iij

» quand vous l'aurez suffisamment
» éprouvé , vous pourrez dire , si
» en réitérant le reméde , on peut
» venir à bout de guérir le mal ra-
» dicalement , ou du moins pour la
» plus grande partie. *

Le Docteur Veratti de Bologne ,
dans sa *huitiéme Observation Physico-
medicale* , *touchant l'Electricité* , s'ef-
force de prouver , & par l'Expérience & par le raisonnement , la
diffusion des odeurs par les pores
du verre électrisé , le transport de
ces corpuscules le long de la chaîne , & leur pénétration dans le
corps humain : il dit nettement
qu'un tube préparé avec des médicamens , qu'il employoit pour électrifer un jeune homme attaqué d'u-
ne affection nerveuse soulagea le

---

* Le même Auteur dans sa Lettre sur l'Electricité
imprimée à Véronne , fait mention plusieurs fois de
la découverte de M. Pivati , sans jamais décider en
faveur de son opinion,

Malade plus promptement & d'une
maniére plus fenfible , qu'il n'avoit
pû faire auparavant avec un fimple
tube. « Je réfolus , dit-il, de faire une
» tentative avec un verre enduit in-
» térieurement de fubftances réfineu-
» fes & balfamiques ; outre la diffé-
» rence que je me propofois d'obfer-
» ver entre fes effets & ceux d'une
» fimple Electricité , je me flattois
» encore de hâter par ce moyen la
» cure que j'avois commencée. Je
» pris pour cela un verre ordinaire
» de ceux qu'on fait à Bologne ,
» dont j'avois déja fait ufage en plu-
» fieurs occafions , qui faifoit des
» éteincelles très belles & très vi-
» ves , & qui ne le cédoit en rien
» à un autre vaiffeau d'un très-beau
» criftal fait à Venife , que j'avois
» alors , finon en ce que celui-ci
» fourniffoit un peu plus de ma-
» tiére Electrique : Je ne trouvai

C iv

» point de différence remarquable
» dans la couleur ni dans le degré de
» vivacité des éteincelles , mais le
« Malade les trouva plus douloureu-
» fes que quand on l'électrifoit avec
» un fimple verre ; tous ceux qui en
» ont fait l'effai depuis , en ont jugé
» de même, & fpécialement l'illuftre
» M. Zanotti , qui a de plus ob-
» fervé que les éteincelles deve-
» noient encore plus vives & plus
» actives, quand elles venoient d'un
» verre intérieurement induit de ma-
» tiéres balfamiques , que quand on
» les tiroit du meilleur verre de Ve-
» nife , s'il n'étoit garni d'aucune
» drogue. On remarqua auffi que les
» fueurs , étoient beaucoup plus a-
» bondantes , furtout pendant les
» trois premieres nuits , qu'elles n'a-
» voient été précédemment ; ce qui
» ayant rendu les forces au Malade ,
» il fut en état de venir chez moi à

» pied , & bientôt après , il n'eut plus
» befoin de perfonne pour l'aider à
» fe foutenir : enfin il marcha libre-
» ment dans toute la Ville , rendant
» des vifites à fes amis & à fes pa-
» rens. »

Le Docteur Bianchi ayant répété
à Turin avec beaucoup d'exactitude,
les belles expériences qui s'étoient
faites à Venife, leur rendit ce témoignage dans une lettre qu'il écrivoit
à M. Pivati : « Qu'il les avoit toutes
» vérifiées chez lui fur différentes
» maladies ou dans les mêmes maux
» plus ou moins avancés,& toujours
» avec des fuccès qui furpaffoient de
» beaucoup fes efpérances ; il cite
» par exemple des paralifies , la gou-
» te , le fpafme , la jauniffe , les ob-
» ftructions , les vapeurs , les tu-
» meurs froides , &c. » M. l'Abbé
Mellarede de Turin , affiftant un
jour à une des affemblées ordinaires

de l'Académie de Bologne , y en-
tendit de longues difcuffions touchant la Médecine Electrique qui
étoit venue depuis peu à la connoiffance de M. Zanotti , Secrétaire de
la même Académie : les différentes
opinions que cette nouvelle avoit
fait naître parmi les plus habiles Profeffeurs , lui firent prendre le parti
d'aller lui-même à Venife, pour fçavoir à quoi s'en tenir fur cette prétendue découverte ; il fe préfenta
donc chez M. Pivati le 18. Décem-
bre de l'année 1747. il fit faire de-
vant lui plufieurs expériences , & ne
ceffa de s'informer, dans le plus grand
détail , de toutes les guérifons dont
on doutoit le plus. Peu de temps
après étant revenu à Bologne très-
fatisfait & très-perfuadé, il fit à l'A-
cadémie une relation bien circon-
ftanciée de ce qu'il avoit appris , &
très propre à juftifier les faits rap-

portés dans *la Lettre sur l'Electricité Médicale.*

Que falloit-il davantage ? M. Winkler, Professeur dans l'Univerfité de Leipfic, prend la défenfe de la Médecine Electrique, & la foutient de toutes fes forces contre quelques Médecins Allemands, trèspeu perfuadé de la réalité de cette découverte ; ainfi non content d'avoir répété & vérifié les expériences déja connues, il en ajoute de fon invention d'autres encore plus furprenantes, & les publie toutes dans une Differtation récitée publiquement à l'ouverture des Ecoles de l'année 1748.

Malgré tant de célébres Partifans, la Médecine Electrique a éprouvé, & éprouve encore bien des contradictions ; fi nous revenons à l'Académie de Bologne, elle a été la premiere à révoquer en doute la décou-

verte de M. Pivati, & depuis qu'il
en eft queftion, combien ne s'eft-
il point élevé de difputes parmi
les Sçavans les plus accrédités de
cette Compagnie! Je me fouviens
d'avoir vû il y a quelques temps,
entre les mains de M. le Marquis
Raoul Sterlich, homme d'une pro-
fonde érudition, & qui fait beaucoup d'honneur à ma Patrie *, une
Lettre dans laquelle on lui faifoit
part de plufieurs expériences faites
à Bologne dans le courant de l'année
1747. Entre autres chofes on y li-
foit qu'on avoit effayé bien des fois
de communiquer l'odeur du baume
& la vertu des remédes avec des
tubes de verre préparés à Venife, &
enduits intérieurement avec ces dro-
gües, mais que ces effais n'avoient
jamais réuffi.

Le Docteur Bianconi, membre

* Naples,

très-diftingué de la même Académie , & préfentement premier Médecin du Prince d'Augufta , s'explique ainfi dans fa Lettre fur l'Electricité , du 13. Novembre 1747.
» Plufieurs Perfonnes voulurent é-
» prouver immédiatement tout ce
» que M. Pivati leur avoit donné pour
» certain ; quelques Sçavans m'ont
» appris qu'ils avoient fait d'après
» lui les Expériences ; nous ne fçau-
» rions révoquer leur habileté en
» doute , mais jufqu'à préfent tout
» leur a réuffi fort douteufement. »

Je fçais encore que d'habiles Phyficiens ont fait & refait à Naples les
mêmes épreuves fans aucun fuccès :
cependant ils avoient préparés leurs
tubes avec des baumes les plus fpiritueux & les plus pénétrans; & pour
augmenter la vertu Electrique , ils
avoient multipliés les cylindres jufqu'au nombre de trois fur la même

machine , & ils électriferent ainfi le
même Malade pendant trente ou
quarante minutes de fuite.

La Société Royale de Londres ne
paroît pas non plus perfuadée de la
vérité de cette nouvelle Médecine ,
publiée en Italie ; on a vû ici une
Lettre adreffée à M. l'Abbé Nollet ,
par le Secrétaire de cette illuftre
Académie, par laquelle on voit que
la Compagnie eft en peine de fçavoir , fi la différence qui fe trouve
entre les réfultats des Expériences
faites en Angleterre , & les effets
qu'on a vû à Venife, vient ou de
la qualité du verre , ou de quelque
façon particuliere d'enduire les tubes , ou enfin de la ftructure des
machines.

Enfin l'Académie Royale des Sciences de Paris a examiné auffi cette
découverte qui fait tant de bruit ,
& M. Nollet chargé de toutes les

Expériences qui concernent l'Electricité, s'en explique ainſi dans un nouvel Ouvrage qu'il a publié cette année, ſous le titre de *Recherches ſur les cauſes particuliéres des Phénomenes Électriques.*

„ Depuis un an ou environ, on
„ parle beaucoup des guériſons écla-
„ tantes & preſque ſubites que M.
„ Pivati opere à Veniſe par le moyen
„ d'un tube ou d'un globe de verre,
„ dans lequel on enferme certaines
„ drogues, & dont il ſe ſert enſuite
„ pour électriſer les Malades. Des
„ perſonnes d'une autorité reſpec-
„ tables atteſtent les faits, & aſſu-
„ rent qu'elles ont vû répéter ces
„ importantes Expériences avec ſuc-
„ cès à Bologne & à Florence, &
„ j'ai actuellement ſous les yeux un
„ Journal de celles qui ont été fai-
„ tes à Turin par M. Bianchi, Pro-
„ feſſeur de Médecine, & Chef du

» Protomédicat ; les réfultats de cel-
» le-ci ne font pas moins admirables
» que les effets publiés par M. Pivati.
» Toutes ces merveilles font encore
» renfermées dans le fein de l'Italie ;
» quelque émulation qu'elles ayent
» fait naître parmi les Phyficiens des
» autres Pays, elles ne leur font en-
» core connues, que par le récit
» qu'on leur en a fait ; je n'ai pas ouï
» dire qu'en Allemagne, où j'ai
» beaucoup de correfpondances,
» perfonne ait vû tels effets. * Je
» fçais pofitivement qu'en Angle-
» terre, on a inutilement cherché
» à les voir : j'ai eu le même fort
» en France, quoique je me fois
» obftiné à faire ces épreuves, &
» que j'aye appellé pour en être

---

* Lorfque M. l'Abbé Nollet écrivoit ceci, appa-
remment qu'il ne fçavoit pas encore le parti que
M. Winkler de Leipfic avoit pris fur cela ; ou bien
s'il le fçavoit, il vouloit peut-être attendre que ce
célébre Profeffeur s'en fût expliqué lui-même dans
quelque Ouvrage imprimé.

» témoins ;

» témoins , & pour m'aider , les
» perfonnes les plus propres à faire
» l'un & l'autre ; c'eft-à-dire , que
» j'ai travaillé avec des gens fans
» prévention , incapables de fe laif-
» fer féduire par de fauffes apparen-
» ces , & fort en état de me fournir
» les lumiéres dont j'avois pû man-
» quer. »

Tandis que les fentimens étoient ainfi partagés , M. Pivati donna au Public un nouvel Ouvrage intitulé *Réflexions Phyfiques fur la Médecine Electrique.* Je n'y trouve rien de nouveau , finon que l'Auteur étend davantage & éclaircit un peu tout ce qu'il a rapporté dans fa premiere Lettre à M. Zanotti.

Il y fait mention de tous les applaudiffemens qui lui ont été accordés par fes partifans , fans dire un mot des objections qu'on a formées contre fon fyftême. S'il y a quelque

D

chofe de plus , ce font certaines
régles qu'il propofe à ceux qui vou-
dront pratiquer fa nouvelle Médecine : voici les principales.

Il préfere au globe de verre un vaiffeau cylindrique de même matiére ,
qui ait environ un demi-pied de longueur , & bouché par les deux bouts
avec du bois garni de poix. Il fe
fert pour enduire intérieurement fes
cylindres , de différens baumes mêlés avec des poudres & avec d'autres fubftances réfineufes propres à
s'étendre en fe fondant & à former
une croute qui fe durciffe en peu de
temps , & qui demeure attachée à
la furface intérieure du vaiffeau de
verre : telles font la Thérébentine de
Chypre , le baume du Pérou ou de
Tolu , mêlé avec le Benjoin , avec
le Souffre , avec le Galbanum ,
avec l'Ambre , avec l'Affa fœtida ,
avec le Storax & autres drogues

femblables , appropriées à l'ufage
qu'on en veut faire. La dofe du reméde va ordinairement à deux onces ou un peu plus , & cela varie
toujours felon la quantité des fubftances qui entrent dans le mêlange , felon l'étendue du vaiffeau , la
grandeur du mal & l'état du Malade. Après cela l'Auteur enfeigne la
maniére de faire ces enduits , & la
voici : il faut pulvérifer le reméde
tout préparé & le faire entrer dans
le vaiffeau ; après quoi on doit l'a-
giter dans tous les fens , & de maniére que la poudre la plus fine s'a-
tache aux parrois ; alors en tenant
le vaiffeau à une diftance convenable au-deffus des charbons ardents ,
on le fait tourner fans ceffe jufqu'à
ce que toute la compofition qu'on a
mis dedans foit bien fondue & également étendue fur la furface intérieure du verre ; après quoi on l'éloigne

du feu , en continuant toujours de le faire tourner , afin que la matiére liquefiée , en se durcissant , demeure attachée contre le verre , & d'une égale épaisseur partout , comme elle étoit d'abord. M. Pivati finit par indiquer les maladies pour la guérison desquelles on peut employer ses tubes ou cylindres préparés : sçavoir , les paralysies , les engourdissemens , les vapeurs , les douleurs aigues , les fiévres intermittentes , les sciatiques , les obstructions , les goutes bien caractérisées , les tumeurs froides , & quantité d'autres maux de pareils genres.

Voilà tout ce que nous sçavons des Auteurs qui traitent de la Médecine Electrique exercée avec les tubes intérieurement enduits. Les opinions pour & contre , les expériences opposées entre elles laissent cette grande affaire indécise ; M.

l'Abbé Nollet même, le dernier Auteur qui ait traité cette matiére si
remplie d'obscurité , après bien
des recherches , nous laisse dans le
doute & conclut ainsi. » Le verre
» d'Italie , l'air qu'on y respire , le
» degré de chaleur qui y regne , le
» tempérament des personnes qui
» l'habitent, une façon d'opérer dont
» on nous auroit fait un secret , la
» qualité des drogues qu'on a em-
» ployées dans ces Expériences, se-
» roient elles donc la cause de ce
» que nos résultats se trouvent si dif-
» férents de ceux qu'on nous a an-
» noncés? La crainte , la confiance ,
» &c. auroient - elles saisi l'esprit
» des Malades jusqu'au point de leur
» faire croire qu'ils étoient soulagés.
» L'ame singuliérement affectée à la
» vûe d'un appareil , & d'un effet au-
» quel elle ne s'attendoit pas, auroit-
» elle tellement agi sur le corps ,

» qu'elle en eut changé l'état & les
« difpofitions ? Enfin ai-je manqué
» d'adreffe , ou de bonheur ? Le
» temps éclaircira toutes ces quef-
» tions. »

Il eft temps maintenant de parler
de nos Expériences , auxquelles ,
pour plus de clarté , nous avons
donné un certain ordre. Nous ofons
nous flatter qu'on en pourra tirer
des décifions touchant la Médecine
Electrique , fi l'on confidére que
nous les avons faites & examinées
avec foin dans toutes les circonftances , ayant égard au lieu , au climat,
à l'air , à la faifon , à l'état des perfonnes électrifées , à la difpofition
des inftrumens , & à toutes les autres précautions recommandées par
M. Pivati.

PREMIERE OBSERVATION

sur différentes Odeurs.

POur fçavoir fi la vertu Electrique eft capable de tranfmettre
dans le corps humain un reméde
renfermé dans le tube, il faut examiner auparavant, s'il eft vrai que
les odeurs paffent à travers les pores du verre électrifé ; c'eft la premiere queftion à laquelle fe font ar-
rêtés les meilleurs Phyficiens de nos
jours, & fuivant ce qu'on lit dans
leurs Livres , & ce qu'on entend
dire de leur part, il y a des Expériences pour & contre.

A Venife l'odeur du baume du
Pérou a tranfpiré du dedans au dehors d'un tube bien bouché & fortement électrifé, & le même jour elle
s'eft communiquée à deux perfonnes

qu'on électrisa. A Bologne un vaisseau Cylindrique qui contenoit de la
Thérébentine , dès qu'on le frotta
pour l'électriser, répandit une odeur
si forte , qu'on l'a sentoit dans toute
la chambre & loin du verre. Un
autre tube qui contenoit du Benjoin fit la même chose , lorsqu'on
l'approcha seulement du feu. A
Leipsic , l'odeur du Souffre pulvérisé & bien renfermé dans un globe
de verre , se répandit avec l'Electricité, non-seulement dans toute la
chambre , mais elle pénétra encore
dans la personne même qui frottoit
le verre , de telle maniére que pendant un temps elle en avoit l'haleine
infectée , & que son lit sentoit le
Souffre ; cette Expérience lui en-
flamma le sang, & lui fit naître une
infinité de boutons à la peau , & surtout au visage. La Canelle en poudre,
l'Esprit ou *la Quintessence végétale* , le
baume

baume du Pérou mêlés avec de la craye blanche pulvérifée, pafferent encore par le moyen de l'électrifa-tion, à travers les pores du verre, & remplirent deux ou trois chambres de leur odeur. Le Camphre fortit auffi d'un globe de verre avec la matiére Electrique, en affez gran-de abondance pour caufer un flux de fang à une Dame qui avoit fa main auprès du vaiffeau Electrique, & un copieux faignement de nez à un homme qui étoit placé de même. Voilà ce que nous apprennent Mef-fieurs Pirati, Verati, & Winkler.

Ces mêmes Expériences ont été éxaminées à Paris par M. l'Abbé Nollet, mais les réfultats fe font trouvés tout-à-fait différents. Elles n'ont pas eu un meilleur fort lorf-qu'elles ont été répétées à Londres par M. Watfou, à Genève par M. Jallabert, à Wittemberg par M. Boze,

E

à Turin par le P. Horo , tous Phyſi-
ciens célébres , & très-verſés dans
la matiére dont il s'agit.

PREMIERE EXPERIENCE.

A Yant donc envie de voir quel
ſort auroient nos propres Expériences , nous mîmes dans un Cylindre d'un demi-pied de longueur
& de ſix pouces de diamétre , environ trois onces de Souphre pulvéri-
ſé , & paſſé par un tamis de ſoie ;
nous bouchâmes les deux extrémités
du vaiſſeau avec deux couvercles
de bois & de la poix , de maniére
qu'il ne reſtoit aucune ouverture :
on mit le verre ainſi préparé en expérience , on le fit tourner avec une
grande viteſſe pendant quarante minutes , & après un petit intervale
de temps , on recommença pendant
un quart-d'heure de ſuite. Nous ne

fentîmes aucune odeur de Souphre , ni dans la premiere , ni dans la feconde épreuve.

L'Electricité du Cylindre étoit trèsfoible, c'eft pourquoi nous jugeâmes à propos d'y fubftituer un globe. Parmi plufieurs que nous avions , nous en choisîmes un qui avoit déja fervi à plufieurs autres expériences. On y fit entrer le même Souphre qui avoit été longtemps agité dans le cylindre , & qui n'avoit rien perdu ni de fon poids, ni de fa couleur , ni de fon odeur. On boucha exactement le vaiffeau avec du liége & de la cire molle. A peine ce globe fut-il en œuvre qu'il commença à devenir vivement électrique , & demeura tel pendant trois quarts d'heures , qu'on le fit tourner avec une grande viteffe & fans difcontinuer. Pendant tout ce temps , plufieurs d'entre nous s'approcherent & du verre, & de la barre de fer électrisée ; mais sans jamais appercevoir l'odeur du Souphre , qu'il n'est pas difficile cependant de reconnoître. Celui qui frotta le verre , aussi longtemps que dura l'Expérience , n'en fut nullement incommodé , & ses mains ne sentoient point le Souphre ; les aigrettes lumineuses & les éteincelles qu'on tira de toutes les parties de la barre de fer , ne rendirent d'autre odeur , que celle qui est propre à l'Electricité , & qui a , comme l'on sçait , un gout de phosphore.

On continua ces mêmes essais pendant trois autres jours de suite , mais toujours sans autre succès. La chaleur étoit assez forte d'abord , puisque le thermométre étoit à dix-neuf degrés , & vers la fin l'air étoit plûtôt froid que chaud , puisque la liqueur du thermométre montoit à peine à quatorze degrés.

SECONDE EXPERIENCE.

APrès l'Expérience du Souphre ,
on vint à celle du Camphre ,
drogue dont l'odeur eft fort pénétrante , & dont les parties extrêmement
volatiles font plus propres que d'autres à fe mettre en mouvement. Nous
en enfermâmes plufieurs petits morceaux , pefant environ vingt gros ,
dans un globe de verre bien tranfparent , de notre Manufacture de Murano ; ce vaiffeau s'électrifa très-vîte
& très-fortement, de maniére que les
éteincelles nous parurent plus grandes , plus vives & plus brillantes que
de coutume : cela dura pendant un
quart - d'heure & demi ; & avec
cette longue & vive Electricité, nous
ne fentîmes aucune odeur de Camphre , ni autour du globe , ni à la
furface de la barre de fer , ni aux

E iij

aigrettes, ni aux éteincelles qui s'é-
tendoient jusqu'à trois pouces de
distance.

Il nous prit envie alors d'examiner si le Camphre avoit la propriété
d'augmenter la vertu Electrique ;
car pendant cette soirée - là nous
remarquions que l'Electricité étoit
plus forte qu'à l'ordinaire : & véritablement nous avons vû dans quelques Auteurs qui traitent de la Médecine Electrique, que les particules
les plus spiritueuses des drogues enfermées dans les tubes, se font sentir sensiblement aux environs de la
machine, & même à une distance
assez éloignée ; que ces parties pro-
digieusement subtilisées, mêlées &
disposées dans le grand courant de
la matiére Electrique, ne font plus
sensibles à l'odorat, & qu'elles ne
font autre chose alors, qu'augmenter la pénétration, le mouvement

& la force de cette matiére très-fub-
tile qui paffe du verre à la perfonne
qu'on électrife. Ayant donc ôté ce
globe , nous en mîmes un autre
qui ne contenoit aucune drogue , &
qui, à cela près , reffembloit en tout
au premier. Mais de même que celui-
ci ne nous avoit fait fentir aucune
odeur , celui que nous lui fubfti-
tuâmes ne nous montra aucune différence remarquable , ni en plus ni
en moins , dans la vertu Electrique.

Malgré cela nous n'oferions dire
pofitivement qu'un tel phénomene
ne foit jamais arrivé , & nous n'a-
vons aucune répugnance à le croire ;
il eft affez vrai-femblable que des
petits corps fecs & réfineux , dont
la furface eft âpre & qui frottent fans
ceffe la furface intérieure du tube
en tournant , puiffent à la longue
augmenter l'Electricité déja excitée
par le frottement extérieur.

E iv

TROISIE'ME EXPERIENCE.

DE tous les corps odorants que nous connoiſſons, on ſçait qu'il n'y en a aucun qui ne le céde au Muſc pour la ſubtilité des parties, pour la facilité avec laquelle elles ſe répandent, pour l'activité avec laquelle elles pénétrent les autres corps, & enfin pour la force avec laquelle elles ſe font ſentir : c'eſt pourquoi nous choisîmes cette matiére pour être le ſujet de notre troi-ſiéme Expérience.

On mit un demi-ſcrupule de Muſc dans une fiole de verre que l'on bou-cha ſur le champ avec beaucoup de ſoin. Cette préparation fut faite dans un lieu ſéparé & éloigné de celui où nous faiſions nos Expériences ; & l'on prit ſoin de frotter la ſurface extérieure du vaiſſeau, avec un morceau d'étoffe de laine trempé dans l'eau-de-vie, jufqu'à ce que le verre parût bien net. Le foir en préfence d'un grand nombre de perfonnes qui étoient venües pour être témoins de nos opérations, on fit tourner & frotter la fiole pendant plus d'une demie-heure de fuite : l'Electricité paroiffant toujours affez vive. Il n'y eut perfonne de tous ceux qui furent préfents à cette épreuve, qui ne voulût approcher fon nez de la machine Electrique , ou de la barre de fer électrifée ; mais ils déclarerent tous unanimement qu'ils ne fentoient l'odeur du Mufc ni de près , ni de loin.

QUATRIE'ME EXPERIENCE.

PLufieurs habiles Chimiftes ont obfervé que certains Sels tres-fpiritueux , fe font jour par les pores

du verre, fur-tout quand les vaiffeaux viennent à s'échauffer jufqu'à
un certain point. Si l'action du feu
peut favorifer cet effet ; pourquoi la
matiére Electrique qui lui reffemble
par tant d'endroits, ne pourroit-elle
pas faire la même chofe ? La chaleur de la main affez confidérable,
un frottement de longue durée, qui
ouvre les pores du verre plus qu'ils
n'ont coutume de l'être, & qui les
tient dilatés, le fremiffement, ou le
mouvement d'ofcillation imprimé
aux parties électrifées, l'activité de
cette matiére extrêmement fubtile,
qui s'élance perpétuellement de toutes les parties du globe, font autant
de caufes qui pourroient bien fub-
tilifer les particules falines, & les
mettre en état de fe frayer des paf-
fages dans l'épaiffeur du verre,
quoi qu'en difent les célébres Ob-
fervateurs de l'Académie del-Ci-

mento , qui penfent tout autrement.

C'étoit ainfi que raifonnoit un d'entre nous , d'après les réfléxions d'un Auteur moderne.

Pour lever les doutes que nous avions à cet égard , nous mîmes deux onces de Sel volatil aromatique d'Angleterre , dans un petit vaiffeau de verre : ce Sel , qui avoit été préparé le même jour , étoit encore chaud , rendoit une odeur fi forte , qu'on ne pouvoit pas refter auprès fans en être incommodé ; le vaiffeau qui le contenoit étoit bien net & mince , & l'ouverture en fut bouchée fort exactement. Le foir que nous choisîmes pour faire cette Expérience , l'air de pluvieux qu'il avoit été , étoit devenu fec & plus chaud qu'il n'a coutume de l'être dans les foirées d'Automne. Le vaiffeau ayant donc été appliqué à la machine , acquit d'abord une mé-

diocre Electricité , qui alla toujours
en diminuant peu à peu. Dans les premiers momens on apperçut dedans
un léger enduit , mince comme une
toile d'araignée , qui venant à s'augmenter ensuite , fit diminuer d'autant la vertu Electrique. On répéta
deux fois cette Expérience , la premiere dura quarante minutes , & la
seconde un peu plus d'un demi-
quart-d'heure ; après quoi l'on n'appercevoit plus aucun signe d'Electricité.

Notre dessein n'est point d'éxaminer à présent si ce défaut d'Electricité venoit des particules volatiles du Sel attachées au verre & éten-
dues sur la surface intérieure du
vaisseau , ou de quelque humidité ,
que le mouvement de rotation aura
fait exhaler de ce même Sel réduit
en poudre. Nous dirons seulement ,
& nous l'assurons comme une chose

bien certaine, que ni nous, ni ceux qui affifterent par curiofité à nos opérations, n'avons jamais reffenti la moindre odeur de ce fel volatil, quoique nous y apportaffions toute l'attention poffible. Après l'Expérience, on éclaira plufieurs fois le vaiffeau, on le retourna de tous les côtés, on fit un examen fcrupuleux de tout ce qui pourroit s'appercevoir, & perfonne ne put reconnoître au dehors un feul atôme de ce qu'on avoit mis dedans.

CINQUIE'ME EXPERIENCE.

ON pourroit foupçonner que les fubftances balfamiques attachées à la paroi intérieure du vaiffeau étoient plus propres à en pénétrer les pores, que des poudres qui ne touchent qu'en paffant, & qui font perpétuellement agitées dans

la capacité du cylindre , tandis qu'on
le fait tourner.

C'eſt pourquoi nous enduisîmes
intérieurement un globe avec les
précautions dont nous avons parlé
ci-deſſus , & que l'on trouve expo-
ſées avec le plus grand détail , dans
les *Réfléxions Phyſiques* de M. Pivati,
Chap. V. Nous l'enduisîmes , dis-je ,
avec un mélange de Térébenthine
de Chypre & de Storax , de maniére
qu'il y en avoit partout une couche
épaiſſe de trois lignes.

Ce verre ainſi préparé fut mis en
Expérience ; on le fit tourner tantôt
un quart-d'heure , tantôt une demie-
heure , & une autre fois juſqu'à trois
quarts - d'heures , l'Electricité étant
toujours bien vive , ſans que jamais
on pût appercevoir aucune émanation de Térébenthine ou de Storax.

Si la figure du vaiſſeau dont nous
nous ſommes ſervi pour faire l'Ex-

périence du baume, laiſſoit quelques
doutes dans l'eſprit , on pourroit les
diſſiper par les réfléxions ſuivantes :
Ayant eu ſoin d'employer dans notre
Expérience le même mêlange de
drogues , un verre d'une même épaiſ-
ſeur , & d'une capacité égale à très-
peu de choſes près , & l'ayant préparé abſolument de la même maniére que M. Pivati ; nous ne ſçau-
rions imaginer quelle différence la
figure ſphérique ou cylindrique du
vaiſſeau peut apporter à la tranſmiſſion des parties balſamiques qu'il renferme. Il eſt bon de dire auſſi que
nous avons employé des globes plûtôt que des tubes , parce que l'expérience nous a toujours fait connoître
que l'Electricité devenoit infailliblement forte , & s'excitoit facilement
avec un globe : au lieu qu'avec un
vaiſſeau cylindrique , on avoit plus
de peine à la faire naître & produi-

foit moins d'effet. Ce n'eft pas pour l'avoir éprouvé une fois que nous le difons , mais parce que nous le voyons tous les jours , tant avec les verres fimples, qu'avec ceux qui font enduits intérieurement.

SIXIE'ME EXPERIENCE.

ENfin nous en vînmes à la fameufe Expérience du baume du Pérou. On mit dans un tube du Benjoin pulvérifé , autant qu'il en falloit pour épaiffir environ une once de baume fluide , qu'on fit entrer dans le même vaiffeau. Par le moyen du feu , on étendit cette pâte fur toute la furface intérieure , de maniére que le verre fe teignit d'une couleur un peu dorée , fans perdre entiérement fa tranfparence : on l'expofa enfuite en plein air pendant vingt heures, & le jour fuivant on

le

le mit en expérience. A peine commencions nous à le frotter , qu'il fortit, en grande quantité , des aigrettes lumineufes & des éteincelles , d'un long tuyau de fer - blanc qui communiquoit avec notre machine , & qui porta la vertu Electrique jufqu'à la diftance de trois chambres. Nous continuâmes de frotter avec force pendant quarante minutes, fans que jamais l'on pût diftinguer , ni même foupçonner aucune odeur de baume.

Peu de temps après on recommença cette Expérience , & l'on plaça de part & d'autre de la barre de fer , fur des gâteaux de réfine féparés , deux jeunes hommes en bonne fanté & d'une moyenne taille , on les électrifa pendant un quart - d'heure & demi fans interruption , l'Electricité étant toujours bien vive ; pendant tout ce temps - là l'odeur du

F

baume ne fe fit fentir ni à nous qui étions raffemblés au nombre de douze, ni aux deux autres perfonnes qui étoient fur la réfine ; & après l'Expérience il n'en parut ni à leur peau, ni à leur tranfpiration, ni à leur lit, ni à leurs habits aucun figne qui pût en impofer aux perfonnes les plus crédules.

Nous aurions porté plus loin cette épreuve, fi un grand nombre d'autres Expériences que nous avions déja faites avec auffi peu de fuccès, fur diverfes odeurs encore plus pénétrantes que celle du baume, & l'impatience de plufieurs d'entre nous, ennuyés de tant de tentatives inutiles, ne nous euffent engagé à porter nos recherches, fur des objets plus interreffants.

Cependant, avant de terminer ce premier Recueil d'Obfervations, nous fommes bien aifes de repréfenter au

Lecteur, que M. Pivati lui-même
avoüe non-seulement de vive-voix,
mais par écrit, à la page 49. de ses
Recherches Physiques, que la communication des odeurs ne lui a réussi
que deux fois, & seulement sur deux
personnes, & que quand il a voulu
répéter la même chose dans la suite,
elle ne lui a jamais réussi : ce qui
nous porte à croire qu'il y a quelque
chose d'équivoque dans cette Observation de M. Pivati, qui fait aujourd'hui tant de bruit dans les plus
célébres Académies de l'Europe. Et
qui sçait si ce grand Phénomene ne
vient pas de quelque particule de
baume qu'on aura laissé sans y prendre garde sur la surface extérieure du
vaisseau ? Qui sçait si quelque petit
trou qu'on aura négligé de boucher,
ou qui se sera ouvert dans le temps
même qu'on faisoit mouvoir fortement la machine, n'aura pas laissé

un paſſage libre aux parties odorantes ? Mais que l'on croye ſur cela tout ce qu'on voudra, ou ce que l'on trouvera de plus vrai-ſemblable ; pour nous, nous pouvons dire en toute vérité, qu'il ne nous eſt jamais arrivé, que dans de pareilles circonſtances, de diſtinguer par l'odorat, l'émanation des drogues que nous avions renfermées dans nos tubes.

SECONDE OBSERVATION.

Sur les différents Remedes employés dans la Médecine Electrique.

NOus n'avons fait aucun cas des globes & des tubes *Antiparalytiques*, *Céphaliques*, *Cordiaux*, *Diurétiques*, *Sudorifiques*, &c. parce que toutes les drogues avec leſ-

quelles on les prépare, (pour le
dire franchement) ne font jamais
que des remédes de nom, aufquels
on peut appliquer ce bon mot de
Virgile :

Poffunt , quia poffe videntur.

Les Expériences de l'Electricité
Médicale fur lefquelles on puiffe
compter , doivent fe faire avec les
Médicamens les plus fimples & les
plus décidés de la Médecine. Si par
leur moyen on vient à bout de produire les effets qu'on s'eft propofés,
c'eft alors qu'on pourra convenir
que l'Electricité nous a procuré la
plus belle invention du monde,celle
de pouvoir à notre gré introduire des
remédes convenables dans le corps
humain , par une voie également
fûre & facile.

Conféquemment à cette réfléxion
nous prîmes pour nos Expériences

les purgatifs, les émétiques, & le
mercure : les premiers, parce qu'ils
font aller du ventre ; les feconds,
parce qu'ils produifent des vomiffe-
ments ; le troifiéme, parce qu'il caufe de l'enflure à la gorge, & une co-
pieufe falivation. Ce font - là les
effets les plus furs & les plus fenfibles qu'on puiffe attendre de tous
les remédes dont la Médecine nous
vante l'efficacité. Quelqu'un d'entre nous vouloit y joindre le Kin-
kina ; mais la difficulté de trouver des Malades dépouillés de tout
préjugé, qui vouluffent s'expofer à
l'électrifation, fans compter, que le
fuccès feroit toujours douteux, par
mille raifons, nous empêcha de faire
entrer ce célébre fébrifuge dans nos
épreuves. Voici en peu de mots ce
qu'il nous a paru que nous pouvions
affûrer avec fondement.

PREMIERE EXPERIENCE.

DE toutes les drogues liquides, il n'y a que le Mercure , & quelques huiles ou esprits balzamiques, tel que celui de Térébenthine, qui ne nuisent point à la vertu Electrique. L'esprit de vin même le plus rectifié , ôte en un instant toute la vertu à un verre fortement électrisé tel qu'il soit. C'est pourquoi nous mîmes dans un globe trois onces de Mercure purifié & sans aucun mélange ; & deux jeunes gens d'une compléxion délicate , se placerent à l'extrémité de la barre de fer pour être électrisés. On commença l'opération , & bientôt après on vit que toute la capacité du verre étoit remplie d'une lumiére semblable à celle du phosphore , & qui paroissoit tantôt plus forte, tantôt plus foible , selon que l'on tournoit &

frottoit plus ou moins le verre. Nous
avions obſervé que l'électricité de
ce vaiſſeau étoit très-forte, lorsqu'il
étoit vuide ; elle le fut bien moins,
quand nous eûmes mis le Mercure,
& elle demeura telle pendant un
quart-d'heure, quoiqu'on s'y prît de
toutes les maniéres, pour tâcher de
la rendre plus vive.

Pendant tout le temps que dura
cette épreuve, il ne s'évapora aucune
partie ſenſible du Mercure par les pores du verre : ni moi qui avois toujours frotté le globe, ni les deux perſonnes qui furent électriſées, nous
n'éprouvâmes la moindre ſalivation,
& ne reſſentîmes aucun mal de gorge.
Cependant on trouve dans les *Ré-*
fléxions Phyſiques ſur la Médecine Elec-
trique, une Lettre écrite de Naples
à M. Pivati, & conçue en ces termes. » Un de ces Obſervateurs ayant
» pris à cœur de rendre plus facile
» l'uſage

» l'ufage du Mercure , à l'égard de
» ceux qui font attaqués de la mala-
» die Vénériene , mit (& cela réuf-
» fit) une once de Mercure commun
» & coulant dans un cilindre qu'il
» avoit fait faire exprès d'une dou-
» ble épaiffeur , parce qu'un autre
» plus mince s'étoit fondu ; il fit ap-
» pliquer la main d'un de ces mal-
» heureux Malades à la furface du
» vaiffeau , tandis qu'on le faifoit
» tourner , & la lui fit laiffer ainfi juf-
» qu'à ce qu'elle fut devenue entié-
» rement couleur de plomb par cette
» électrifation bien foutenüe. Après
» cela l'on examina le cylindre dans
» lequel il ne fe trouva plus vefti-
» ge de Mercure , tout s'étoit éva-
» poré. Le lendemain au matin le
» Malade commença à faliver, & il
» éprouva tous les autres accidents ,
» qui font les effets ordinaires des
» fonctions Mercurielles. » D'où M.

G

Pivati prend occasion de dire avec entousiasme : *Est-ce avec l'Electricité d'un simple verre qu'on peut espérer de pareils effets ?*

Dans la soirée suivante, je frottai encore moi-même le globe qui contenoit du Mercure, & l'on continua d'électriser les deux-mêmes personnes qui l'avoient été la veille. On fit tourner la machine pendant une bonne demie - heure sans interruption, & sans aucun ralentissement, & quoique le verre ne fut point double comme celui de Naples, ayant à peine deux lignes d'épaisseur, il ne fit point prendre la couleur plombée à mes mains qui le frottoient avec beaucoup de force ; après cette épreuve, on fit tourner le globe pendant une autre demie-heure, mais sans le frotter, & l'on prit plaisir à voir le vif-argent devenu lumineux, tantôt saillir de mille maniéres,

tantôt s'étendre en forme de cercle,
& former comme un équateur au
globe dans lequel il étoit renfermé :
quand on vint enfuite à le pefer,
on ne trouva point un atôme de
déchet fur les trois onces que nous
avions mifes d'abord dans le vaiffeau.

Le lendemain au foir je frottai
pour la troifiéme fois le même globe, & l'on continua d'électrifer les
mêmes jeunes gens qui l'avoient été
les jours précédens, mais jamais perfonne de nous n'éprouva aucune
falivation. Et pour dire le vrai,
comment cela auroit-il pu fe faire;
comment même aurions - nous pû
attendre cet effet, fi le Mercure pefé
pour la feconde, & pour la troifiéme
fois, s'eft toujours montré fous le
même poids, quoiqu'il eut été agité, tourné, & électrifé pendant trois
foirées de fuite ?

G ij

SECONDE EXPERIENCE.

POur éprouver d'une maniére convenable les drogues purga-tives, il en falloit choifir une des plus actives ; pour l'ajuster à l'Elec-tricité, & la foumettre aux régles de M. Pivati, il falloit nous affujé-tir aux Médicamens fecs & réfineux ; nous faifions l'un & l'autre en pre-nant la Scamonée & la Gomme Gutte ; & nous avions lieu de nous flatter que ces drogues n'auroient point entre nos mains un fort dif-férent de celui qu'elles avoient eu , étant employées par d'autres.

On réduifit en poudre très - fine trois onces de Gomme Gutte, & de Scamonée ; on mit ce mélange , & on l'agita pendant quelque temps dans un globe , après quoi l'on y ajouta une certaine quantité de Té-

rébenthine liquefiée , & ayant fait
tourner le vaiſſeau au - deſſus d'un
réchaud plein de feu , on fit enforte qu'il s'en enduiſit également
dans tout ſon intérieur & environ
quatre heures après on le mit en
Expérience. Il ne devint d'abord
que foiblement Electrique , & continua à l'être de même le jour
fuivant , quoiqu'on le préſentât au
feu , parce qu'on ſoupçonnoit qu'il
y eût quelque humidité. Dans la
deuxiéme Expérience comme dans
la premiére , on électriſa un jeune
homme fort maigre & d'un tempérament délicat ; la premiére fois
pendant vingt - cinq minutes , & la
feconde , l'eſpace de quarante , ſans
qu'il en reſſentit le moindre effet ,
pas même l'apparence de ceux qui
font les fuites naturelles des Remédes purgatifs.

Comme nous remarquions , que

l'Electricité du verre enduit de-
meuroit également foible , & qu'on
pouvoit à peine l'appercevoir dans
les corps que nous avions placés
fur la réfine , il nous prit envie d'a-
voir recours à un expédient plus fûr
& d'employer un moyen plus efficace.

Nous choisîmes un globe de la
verrerie de Murano , qui en pareille
conjonĉture s'étoit toujours montré
plus propre qu'un autre à donner des
éteincelles très-belles & très-vives.
Nous jettâmes dedans deux onces de
Gomme Gutte ; avéc une once &
demie de Scamonée , & nous en bouchâmes bien le goulot. Dans la premiére foirée nous électrifâmes avec
ce nouveau globe deux perfonnes ,
pendant vingt-cinq minutes ; dans
la feconde nous en électrifâmes deux
autres pendant l'efpace d'un quart-
d'heure. Le verre fut toujours telle-

ment Electrique, qu'on ne pouvoit
réfifter à la force, à la vivacité des
éteincelles ; mais avec tout cela il
ne fe paffa rien de nouveau dans le
ventre des perfonnes électrifées, perfonne n'en reffentit la moindre émo-
tion.

S'il étoit vrai qu'un vaiffeau de
verre ou de criftal bien fermé, pût
être pénétré en vertu de l'électrifation, par les parties les plus fubtiles des Médicamens qu'il renferme,
nous fommes portés à croire que
cet effet arriveroit plus fûrement
lorfqu'on employe les drogues pul-
vérifées, que quand on les fait fondre pour s'attacher & enduire la furface intérieure du verre. D'autant
plus, qu'étant en poudre, elles
font déja toutes divifées ; les parties effentielles d'où elles tirent leurs
propriétés, fe trouvent dévelopées,
en s'agittant, & en fe brifant dans le

vaiffeau, elles fe fubdivifent encore, & fe rendent plus propres à cette pénétration, dont on les croit capables ; de plus par le mouvement de rotation qu'elles reçoivent du globe, elles cherchent toujours à s'écarter du centre, elles fe préfentent en choquant le verre tantôt en un endroit tantôt à l'autre, & font par-là plus à portée de rencontrer les pores les plus propres à les tranfmettre. Mais malheureufement la chofe ne réuffit ni d'une façon ni d'une autre ; ce qui confirme de plus en plus l'opinion de quelques Phyficiens de nos jours, qui prétendent que par une fubftance auffi ferrée, & auffi tranfparente que le verre, il ne peut paffer que de la lumiére.

TROISIEME EXPERIENCE.

PArmi les Médicamens vomitifs, on choisit celui qui passe pour le plus puissant, & dont les effets sont diaboliques. On électrisa avec un globe qui renfermoit une once & demie de Foye d'Antimoine pulvérisé, deux jeunes gens, dont le premier assez maigre & d'une compléxion délicate, avoit environ vingt-quatre ans, l'autre d'une santé plus forte, & d'un meilleur embonpoint, en avoit trente-huit. Ils furent électrisés tous deux pendant plus d'un quart d'heure. Sur la fin de l'opération, il faisoit beau voir les éteincelles qui sortoient en abondance des particules d'Antimoine, & qui répandoient une lumiére diffuse dans toute la capacité du vaisseau que l'on faisoit alors tourner dans l'obfcurité. Mais avec tout cela, ce puiffant Emétique ne caufa aucun foulévement d'eftomac, & ne nous laiffa appercevoir aucun figne de fon action.

Le lendemain nous répétâmes l'Expérience fur les mêmes perfonnes, & nous la fîmes durer près d'une demie - heure , l'Electricité fut extraordinairement forte , mais nous attendîmes en vain que l'Antimoine fît fon effet.

TROISIEME OBSERVATION.

Sur différents Poifons.

PLufieurs d'entre nous penfoient que dans des Expériences de cette efpéce, il ne falloit point marcher en aveugles, & que ce n'étoit point une chofe indifférente d'expofer quelqu'un fur le gâteau de ré-

fine , lorfqu'il y avoit lieu feulement de foupçonner que la matiére
Electrique pût lui faire quelque mal,
en fe chargeant de quelque fubftance venimeufe : pour ne laiffer fur
cela aucun fcrupule , ils avoient déja
pris des mefures pour faire les premieres épreuves fur des chiens : &
l'on en étoit à convenir du temps ,
& de la maniére dont on s'y pren-
droit pour les électrifer.

Plus impatient que les autres , &
ne voulant point perdre de tems à
faire ces Expériences préliminaires ,
je m'encourrageai au point de m'offrir moi-même pour être le fujet de
ces Expériences, que les autres foup-
çonnoient d'être malfaifantes , & même meurtrieres , & il me femble à
moi, qu'il n'y avoit point de téméri-
té à prendre cette réfolution ; car fi
les odeurs les plus vives , les plus
volatiles , les plus fpiritueufes

n'ont point eu la force de se faire
jour par les pores du verre, si l'on
n'a pas pu faire passer un atôme de
Mercure par la même voie ; si les
plus puissans Emétiques renfermés
dans le verre, n'ont pû se faire aucunement sentir audehors , comment se pourroit-il faire que cela
fût reservé au seul poison ? Pour
moi j'ai toujours cru , & par de bonnes raisons, qu'on doit prendre toutes les précautions possibles & ima-
ginables pour empêcher que les substances venimeuses n'entrent dans
notre corps par des passages d'une
certaine grandeur , comme par la
bouche , par des plaies , par des
blessures , mais que tant qu'ils sont
hors de nous ; ils ne peuvent pas
s'introduire insensiblement , & nous
surprendre par aucun de ces artifices
si vantés , & qui en imposent aux
gens trop crédules. Cela doit être

encore bien moins à craindre, quand
nous voyons ces drogues nuisibles
bien enfermées dans des vaisseaux de
verre, & placées à quelque distance
de nous. Ce qui me portoit encore à
faire l'Expérience sur moi-même,
c'est que je considerois que quand
bien même on auroit fait cette épreuve avec tout le soin possible sur un
animal, cela ne suffiroit pas pour
lever tous les doutes qui pourroient
venir après ; car on sçait que la con-
stitution du corps humain ne ressem-
ble pas en tout à celle d'une bête :
le célébre François Rédi avoit fait
& répété sur des poulets, des pi-
geons, des chiens, ses Expériences
touchant le venin de la vipere ; il
avoit suffisamment prouvé que cette
liqueur injectée dans les blessures, causoit la mort à l'animal, &
qu'au contraire elle ne faisoit aucun
mal lorsqu'on la faisoit passer dans

le fang par les veines du chyle. Malgré cela ; fi Maître Jacques fameux
obfervateur de viperes n'avoit pas
eu le courage d'en faire l'épreuve fur
lui-même en préfence de plufieurs
témoins , à peine quelqu'un auroit-
il voulu fe perfuader, que cela pût
fe faire fur un homme fans l'incom-
moder.

PREMIERE EXPERIENCE.

NOus employâmes d'abord l'*O-
pium ;* nous en mélâmes trois
onces avec un peu de Térébenthine,
& nous en enduisîmes notre globe
par dedans.

Ce vaiffeau appliqué à la machine, le jour d'après nous fit voir de
très-belles éteincelles qu'on fit fortir de toutes parties du corps d'un
homme fexagénaire, qui vint fe faire
électrifer pour une infomnie qu'il

souffroit depuis plusieurs nuits. Il demeura sur la résine pendant dix minutes, & je ne voulus pas l'y laisser davantage ; je craignois moins pour lui les effets de l'opium, que ceux de son imagination dérangée par de cruelles vapeurs. Cependant la nuit suivante, il ne ressentit que son incommodité ordinaire, à laquelle l'électrisation n'avoit rien changé.

Le même soir deux jeunes gens bien sains d'esprit & de corps, monterent avec courage sur la résine, & se firent électrifer pendant quarante minutes de suite. Ils l'auroient été encore davantage, si l'Electricité n'eut cessé à cause de la trop grande chaleur du verre, qui commençoit à faire couler l'enduit intérieur. Tous deux dormirent la nuit suivante d'un sommeil tranquille, qui leur étoit ordinaire, ils se leverent le matin à la même heure qu'ils avoient coutume de fortir du lit , & il ne leur arriva rien de nouveau ni en bien ni en mal.

DEUXIEME EXPÉRIENCE.

VOici maintenant l'Expérience la plus propre à infpirer de la crainte ; on mit dans le globe deux onces de fublimé corrofif : & dès qu'on eût commencé à le frotter, je m'expofai feul à recevoir cette Electricité. Après douze minutes d'électrifation , il vint à notre laboratoire un jeune porte-faix, âgé de vingt-cinq ans, & d'une bonne compléxion ; je l'engageai à fe faire électrifer avec moi, fans lui rien dire de ce dont il étoit queftion. Cette feconde opération dura trente minutes , pendant lefquelles on nous tira de toutes parts des éteincelles trèsfortes & très-brillantes. Par la grace de de Dieu nous ne fommes morts ni l'un ni l'autre ; nous nous portons auffi bien qu'auparavant.

Le fublimé qui avoit été mis en petits morceaux, fe réduifit en poudre très-fine, par la longue agitation & par les fecouffes qu'il reçut dans le vaiffeau, & y forma un léger enduit blanc & tranfparent. Lorfqu'on approchoit le globe de la lumiere, on voyoit dedans certaines pointes falines & luifantes, comme dreffées fur la furface intérieure du verre, & fur tout à la partie de l'équateur ; elles y étoient fi fortement attachées, qu'il fallut y paffer du fable trois ou quatre fois pour les en féparer, ce qui marque fuffifamment les efforts que firent inutilement les particules fubtiles du fublimé, pour fe frayer un paffage par les pores du vaiffeau, bien fermé d'ailleurs.

H

TROISIEME EXPERIENCE.

S'Il y a quelque drogue capable de faire une vilaine impreſſion ſur notre peau, lorſqu'on l'y applique, c'eſt certainement la poudre de Cantarides. Le ſel volatil, la partie ſubtile & cauſtique, l'eſprit corroſif, ou tout ce qu'on voudra dire de ces petits animaux, non-ſeulement eléve des véſicules ſur la peau, mais ſe gliſſe juſque dans nos viſceres, & y fait naître des inflammations, des boutons, des ulcéres, &c. C'eſt pourquoi l'uſage en eſt défendu par pluſieurs grands Médecins, ennemis déclarés de tous ces remédes, tels que Malpighi, & Valiſnieri. Mais ſans nous arrêter aux différentes opinions qu'on a priſes de ce remede, il nous ſuffira de dire à ce ſujet, que ſi l'on ſuppoſe la Médecine

Eleĉtrique auffi réelle qu'on le prétend, nous aurions bien plus à craindre de la poudre de Cantarides renfermées dans le globe éleĉtrique,
que de toutes les emplâtres véfica-
toires appliquées fur la peau.

Mais le fait eft, que nous n'avons
fait aucune difficulté de nous électrifer, & avec nous trois autres perfonnes en une feule fois, après avoir
mis dans le globe une bonne poi-
gnée de Cantarides en poudre. Mais
nous eûmes beau agiter la poudre,
frotter le verre & prolonger le tems
de l'éleĉtrifation, il ne parut jamais
aucun effet ni fur notre peau, ni fur
les parties intérieures de nos corps.
Nous ne vîmes rien de plus, en em-
ployant dans une autre Expérience
un globe préparé avec cette même
poudre & quelques fubftances réfineufes.

H ij

SECONDE SECTION.

Des Médicamens tenus dans la main.

ON ne peut, pas douter que les tubes intérieurement enduits, n'ayent donné occaſion, & ſervi de fondement à l'autre ſorte de Méde-cine Electrique, dont nous allons parler. M. J. Bianchi, premier Pro-feſſeur de Médecine en l'Univerſité de Turin, & connu dans le monde par ſes leçons Anatomiques, recon-nut le premier par expérience, que les violents purgatifs mis dans la main des perſonnes qu'on électriſe, leur lâchoient le ventre, & leur cau-ſoient des évacuations, comme ont coutume de faire des médecines plus douces, que l'on prend par la bou-che. Il en fit pluſieurs épreuves chez lui pour s'en affurer, & le fuccès ayant pleinement répondu à fes intentions, il publia cette belle découverte, par des lettres qu'il écrivit à Venife à M. Pivati ; à Bologne à M. Veratti, & à Paris à M. l'Abbé Nollet.

La Médecine Electrique de M. Bianchi fe fit connoître dans le tems précifément que l'on commençoit à rabattre beaucoup des grandes efpérances qu'on avoit conçues des tubes intérieurement enduits de drogues : elle ouvrit un nouveau champ qui n'étoit ni moins vafte ni moins intéreffant, que celui dont on s'étoit occupé d'abord : cela fit alors tout le bruit imaginable, non-feulement en Italie, mais même dans le pays étranger, & ce bruit dure encore peut-être plus qu'il ne le faudroit. Plufieurs Phyficiens non contents de donner des applaudiffemens à cette

jolie maniére de purger, prétendi-
rent de plus que les remédes tenus
dans la main pafferoient bien plus
facilement, & avec plus de fûreté
dans le corps de la perfonne électrifée, que fi on les enfermoit dans
les tubes ou dans les globes de verre.
Combien de perfonnes délicates rendent graces à Dieu de pouvoir d'o-
rénavant fe purger, fans avoir le
dégoût d'avaler ces vilaines potions
qui foulévent fi défagréablement l'e-
ftomac : quantité de Médecins même
fe flattent de voir dans peu de tems
guérir à coup fûr les plus grandes
maladies qui affligent l'humanité,
par cette nouvelle voie qui n'a rien
de pénible, ni de dégoûtant. Cependant au milieu de toutes ces idées
avantageufes, je vois avec douleur,
que la magnifique découverte dont
il s'agit, eft beaucoup plus applau-
die, qu'examinée ; & qu'il y a bien

peu de gens qui se soient donné là peine de vérifier le fait fondamental, avant que de passer outre, & de se livrer à tant de sublimes recherches.

Si l'on s'en rapporte aux trois Sçavans à qui M. Bianchi s'est adressé, pour donner plus de poids à sa découverte, on verra très - clairement qu'il s'en faut de beaucoup qu'ils ne soient d'accord entre eux. M. Veratti, en effet, déclare formellement que l'aloé, la gomme gutte, & la scamonée, purgent toujours la personne qui en tient un morceau dans sa main pendant tout le tems qu'on l'électrise.

Il confirme ceci par des expériences qu'il a faites lui-même sur des gens de differens âges, & de divers tempéramens : de toutes celles qu'il cite, dans ses *Observations Physico-Médicales*, il n'y en a pas une où

cette maniére de purger ait été éprouvée sans un succès bien marqué :
ce qui le porte à conclure ainsi :
» Nous avons donc présentement
» un moyen également admirable
» & commode de purger certaines
» gens qui ont peine à supporter l'u-
» sage des remédes qu'on prend par
» la bouche ; on peut, par le moyen
» de l'électrisation, les évacuer beau-
» coup plus doucement, qu'à la
» maniére ordinaire. Je pourrois ap-
» porter en preuves quantité d'au-
» tres faits qui se sont passés sous
» mes yeux, & que je passe ici sous
» silence, pour ne point rendre cet
» ouvrage long. »

M. l'Abbé Nollet, dont on con-
noît l'éxactitude, en parle tout autrement dans *ses Recherches sur les cau-
ses particulieres des Phénoménes Electriques*. Il s'étoit flatté d'abord que
ces Expériences seroient autant de
preuves,

preuves , qui donneroient un nouveau poids à fon fyftême , en mettant , pour ainfi dire , fous les yeux ,
fa matiére Electrique affluente : laquelle
en pénétrant dans le corps électrifé ,
auroit été bien capable d'y porter
avec elle les parties les plus fubtiles
du purgatif qu'on tenoit dans la
main : & véritablement , fi le fait
étoit vrai , il étoit non-feulement
très-digne de fa curiofité , mais il
devenoit encore très-intéreffant pour
fon ingénieufe théorie. C'eft pourquoi il s'appliqua très-férieufement
à l'éxaminer ; mais il y perdit fa
peine , & quoiqu'il y ait quinze ans
qu'il s'éxerce à faire des Expériences de ce genre , ce qui doit l'avoir
rendu plus habile qu'un autre , il
n'en eut pas pour cela un plus heureux fuccès. „ Comme il vient, dit-
„ il, au corps électrifé une matiére
„ électrique affluente, j'imaginois que

I

» ce fluide subtile pourroit intro-
» duire avec lui quelques particules
» de la scamonée , que l'on tenoit
» dans la main ; mais si cela se fit,
» il ne s'ensuivit jamais aucune pur-
» gation , & cependant j'ai appliqué
» à cette épreuve des personnes de
» tout âge , de tout sexe , & dont
» plusieurs étoient d'un tempéra-
» ment très-facile à émouvoir ; les
» Expériences ont duré plus d'une
» demie-heure sur le même sujet : le
» morceau de scamonée étoit gros
» comme une moyenne orange ; &
» M. Geofroy qui me l'avoit choisi
» exprès , l'avoit trouvé d'une très-
» bonne qualité : ajoutez encore que
» je n'opérois point avec des tubes *,
» mais avec des globes de verre ,

---

* M. l'Abbé Nollet entend ici parler de ces
tuyaux de verre , dont on se servoit pour électriser,
avant qu'on eut adopté l'usage d'un globe que l'on
fait tourner continuellement.

» dont l'Electricité eſt toujours plus
» forte & moins interrompue. »

M. Pivati ne cite les Expériences
faites à Turin, que pour donner de
la force à ſon propre ſyſtême ; tout
occupé du ſoin de faire valoir ſes
obſervations, il a négligé, ou bien
il n'a pas pu juſqu'à préſent s'expliquer ſur la nouvelle Médecine de
M. Bianchi. Dans *ſes Réfléxions Phy-*
ſiques, il fait mention, comme en
paſſant, d'un ſeul fait arrivé à l'occaſion d'une petite fille en mauvaiſe
ſanté, qui eut quelques évacuations
après avoir été électriſée, tenant en
ſa main un morceau de gomme gutte ; & à la fin de ce même ouvrage
il s'explique de la maniére ſuivante :
» Le tems & les circonſtances ne
» m'ont pas permis juſqu'à préſent
» d'en faire davantage ; en travail-
» lant pour moi-même, je profiterai
» de toutes les occaſions que j'aurai,

I ij

» de répéter ces Expériences , avec
» toute l'exactitude possible. »

Les Expériences de M. Bianchi ne
nous font connues par aucun livre
imprimé de fa part ; mais parce
que nous en ont appris des lettres
qu'il a écrites à plusieurs de fes amis,
& par les relations que divers Auteurs en ont faites , nous fçavons
qu'il y a bien des précautions à prendre pour exercer ce nouvel art de
guérir , dont il eft l'inventeur ; voici
les principales régles qu'il veut qu'on
obferve.

Par rapport au reméde purgatif,
on veut premiérement , qu'il foit
fec & réfineux , qu'il ne foit pas
d'une confiftance molle , & propre à
s'attacher aifément à la peau. Secon-
dement , qu'il foit de nature à produire beaucoup d'effet , dût-il être
catartique. C'eft pourquoi l'on réuffit fi bien , felon M. Bianchi , avec

l'aloés , la fcamonée , la gomme
gutte , qui font des purgatifs violents & réfineux ; & qu'au contraire
on n'a que des effets très-lents , &
très-foibles avec la rhubarbe , la caffe , le fené , la manne , les hiebles ,
l'hermodacte , le jalappe , & autres
fruits , racines , fleurs &c , qui ne
purgent que foiblement , & qui font
plûtôt humides que réfineux. Troifié-
mement, pour augmenter l'efficacité
du reméde , on doit porter la doze
jufqu'à deux ou trois onces. Qua-
triémement , la drogue qu'on employe produit fon plus grand effet
la premiere fois ; la feconde elle agit
plus lentement & avec moins de
force , après quoi elle n'a plus de
vertu.

Quant à la perfonne qu'on doit
électrifer , voici ce qu'il faut obfer-
ver. En premier lieu , il faut qu'elle
ait la main bien nette , la peau douce

& sans callosités, afin que les parties les plus déliées du reméde catartique, y trouvent un passage libre, dans les pores. En second lieu, que pendant tout le tems de l'électrisation, elle serre bien dans sa main la drogue dont on veut éprouver les effets. En troisiéme lieu, il vaut mieux qu'elle soit d'une compléxion maigre, délicate & tirant à l'humide que d'un tempérament sec, robuste & en embonpoint. Voilà pourquoi l'on prétend que cette nouvelle Médecine réussit mieux & plus promptement sur les enfans, que sur les adultes, sur les jeunes gens, que sur les vieux.

On assujétit aussi l'Electricité à certaines régles ; d'abord on veut qu'elle soit toujours vive & bien soutenüe ; ensuite on exige qu'elle dure pendant vingt ou trente minutes sans discontinuer ; on peut aussi

après dix ou quinze minutes l'inter-
rompre pendant un quart-d'heure ,
pour recommencer après ; enfin fes
effets font plus grands & plus fûrs ,
fi l'on prend foin de la diriger vers
la partie la plus prochaine du reméde qu'on employe : c'eft pourquoi
l'on prefcrit encore de tirer de tems
en tems des éteincelles de la main
même qui tient le purgatif.

Nous nous fommes fcrupuleufe-
ment affujettis , à toutes ces précautions , pour examiner d'une maniére
éxacte cette grande & importante
queftion. Préfentement nous allons
rapporter les faits purs & fimples ,
dépouillés de toute conjecture &
de tous les raifonnemens dont on
pourroit les embellir ; on verra par
les Expériences fuivantes , quel a été
le fuccès de notre travail.

PREMIERE OBSERVATION
sur l'Aloés succotrin.

L Es remédes purgatifs proposés
par M. Bianchi, & qui ont été
examinés depuis par M. Veratti de
l'Académie de l'Inftitut de Bologne,
fe réduifent principalement à trois,
fçavoir, l'aloés, la fcamonée & la
gomme gutte ; nous commençâmes
nos Expériences avec la premiere de
ces trois drogues, qui eft un purgatif
des plus puiffants, & qui fert de baze
à beaucoup d'autres.

Pour lever tous les fcrupules qui
pourroient venir dans l'efprit, j'ai
fait fur moi - même les premieres
épreuves : ma jeuneffe, mon tempérament tendant à la plénitude, la
facilité avec laquelle je cede au
plus léger purgatif, la peau de ma

ce foir là je ne me fis pas électrifer davantage.

Etant fur la réfine, je n'apperçûs en moi-même aucun dérangement ; je fentis feulement un peu de chaleur qui commença par la plante des pieds, & qui montant peu à peu s'étendit jufqu'à la cheville du pied ; je me reffentis de cette chaleur pendant prefque toute la nuit fuivante, mais fans en être incommodé.

Je me paffai encore de fouper ce foir-là, de peur que ce repas ne mît quelque empêchement à l'effet qui pouvoit venir de l'Electricité, & pour m'affranchir entiérement des foupçons & des doutes qui auroient pu m'en refter. J'allai me mettre au lit, & je dormis toute la nuit du fommeil le plus tranquille : le matin j'allai à la garde-robe, felon ma coutume : pendant les vingt-quatre heures qui fuivirent, je ne reffentis au-

cun gargouillement , aucune douleur dans le ventre , aucun dérangement dans l'eſtomac : en un mot, il
ne s'eſt rien paſſé en moi qui pût me
faire imaginer , qui pût même me
laiſſer ſoupçonner , que les parties
les plus fines du purgatif , que j'a-
vois tenu dans ma main, tandis qu'on
m'électriſoit , euſſent fait la moindre
impreſſion ſur mes inteſtins.

SECONDE EXPÉRIENCE.

N'Ayant donc remarqué aucun
effet ſenſible dans le premier
eſſai , j'en fis un ſecond dans la ſoi-
rée ſuivante ; je me fis électriſer à
une heure de nuit. Je pris le même
aloés qui avoit ſervi dans la premiere
Expérience ; d'un ſeul morceau j'en
fis trois , & j'y en ajoutai un quatriéme qui étoit tout neuf , deſorte
que le tout enſemble peſoit quatre

onces & quelque chofe de plus. Je
ne frottai point avec la main ce purgatif, comme j'avois fait précédemment, mais en le ferrant bien fort,
je fis enforte qu'il s'attachât à toute
la paume de ma main. Je reftai fur
la réfine pendant trente minutes, ce
tems ayant été divifé en trois parties
égales, par les interruptions ordinaires d'un quart-d'heure chacune.

La dofe du reméde ayant été augmentée d'une once, la durée de
l'électrifation ayant été prolongée
de dix minutes, & mon corps ayant
dû être déja difpofé par l'expérience
de la veille, tout le monde s'attendoit que j'allois être purgé copieufement ; je m'y préparai moi-même
par un peu de régime, en ne prenant
à fouper qu'une fimple foupe ; mais
tout fe paffa comme la premiere fois,
& fans que j'en reffentiffe la moindre
incommodité. Tout ce que je remar-

quai de particulier, c'est que la troisiéme fois que je montai sur la résine, la chaleur des pieds fut beaucoup plus sensible, qu'elle monta
jusqu'à mi-jambe, & qu'elle dura
pendant plusieurs heures.

La troisiéme soirée nous suspen-
dîmes l'électrisation, pour voir s'il
ne paroîtroit pas quelqu'effet après
un espace de vingt-quatre heures.
Car nous lisons dans l'Ouvrage de
M. Veratti, que les remédes purgatifs ont quelquefois opéré fort tard,
trente-six heures, par éxemple, après
l'électrisation : mais ayant vû que
ni cette maniére ni une autre ne me
réussissoit, je me disposai à une troisiéme tentative, & pour être plus
sûr de mon fait, je pris la résolution
d'employer tout ce que je croirois
de plus propre à rendre mon procédé
efficace ; voici donc comment je
m'y pris.

TROISIE'ME EXPE'RIENCE.

Près un délai de quarante-
huit heures, je me fis électrifer
de nouveau. Pour augmenter fur
moi l'action de l'Electricité, je fis
attacher à deux endroits de la barre
de fer électrifée, une longue chaîne
du même métal, avec laquelle je me
fis lier les deux bras, après les avoir
mis à nud. Pour donner plus de force
au purgatif, j'en fis augmenter la
dofe jufqu'à la fomme de cinq onces. J'en tins la moitié dans une main
& le refte dans l'autre ; je me fis électrifer pour la premiere fois pendant
quinze minutes de fuite ; après un
intervalle d'un quart-d'heure , on
m'électrifa encore pendant quinze
minutes ; ce jour - là l'Electricité
étoit très-vive,& montroit beaucoup

d'activité ; car comme j'étois en che-
mise , on voyoit fortir de deffus ma
poitrine , de mon dos , de mes épau-
les , & même de mes cheveux quantité de groffes éteincelles , qui me
caufoient beaucoup de douleurs , &
qui n'en faifoient pas moins à ceux
qui les excitoient avec le doigt.
Lorfqu'on paffoit le revers de la
main au-deffus de mon bras , qui
étoit nud , on fentoit mieux qu'à la
barre de fer qui étoit tout auprès ,
cette forte d'attouchement , qui reffemble à celui d'une toile d'araignée : & fi l'on préfentoit à quelque diftance de ma main une lame
de couteau , on voyoit fortir de la
pointe une aigrette lumineufe qui
s'allongeoit de cinq à fix pouces. Je
fentis alors beaucoup de chaleur ,
furtout à la plante des pieds. La
drogue même que je tenois dans ma
main s'y étoit attachée en s'échauf-
fant ,

fant , de maniere que j'en eûs la peau marquée en jaune jufqu'au lendemain. Je n'obfervai point ce foir-là la diette à laquelle je m'étois affujetti les autres fois par précaution ; Je mangeai à mon ordinaire , & peut-être davantage. Je dormis très-bien la nuit fuivante , quoiqu'il fit une chaleur qui rendit le fommeil difficile à d'autres ; je n'allai qu'une fois à la garde-robe , & ce fut avec quelque difficulté , ce qui ne m'eft point ordinaire. Voilà tout ce que des Expériences faites & répétées au moins trois fois fur moi-même , nous ont appris , touchant la premiere de nos trois drogues purgatives.

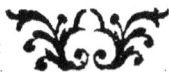

K

SECONDE OBSERVATION.
Sur la Scamonée.

L'Epreuve de la Scamonée fut faite fur un homme de notre compagnie, que nos Expériences fur l'aloés n'avoient point encore perfuadé ; & qui avoit plus d'intérêt qu'un autre à foutenir la poffibilité des effets (tout-à-fait différens) publiés par Meffieurs Bianchi & Veratti , parce qu'il étoit lié à l'un & à l'autre par une longue amitié , & par une eftime particuliere. Il paroiffoit bien propre à recevoir les écoulemens du reméde Catartique ; âgé de trente-huit ans , il avoit un tempérament fanguin & tirant à la plénitude , le ventre aifé à émouvoir , ce qui promettoit un bon effet : voici comme on opéra fur lui.

PREMIERE EXPE'RIENCE.

COmme il faifoit fort chaud , il fallut attendre la nuit , pour avoir une Eleɛtricité affez forte. Environ une demie-heure après le coucher du foleil , ayant pris dans fa main un morceau de fcamonée qui pefoit une once & trois quarts , il monta fur la réfine ; on l'éleɛtrifa pendant dix minutes pour la premiere fois , pendant quinze pour la feconde , & l'on mit entre l'un & l'autre un petit intervale de tems ; il frotta continuellement le morceau de fcamonée avec fa main , non feulement tandis qu'on l'éleɛtrifoit , mais encore pendant le tems qui fe paffa entre les deux éleɛtrifations. Il ne s'apperçût alors d'aucune incommodité , d'aucun dérangement dans l'eftomac.

K ij

Dans la même foirée , lorfqu'il s'y attendoit le moins , il fut prié d'un grand fouper , qui fe fit après minuit ; il s'y rendit tout nouvelle-ment électrifé , il y mangea , & il y bût plus qu'à fon ordinaire ; s'é-tant couché après ce repas , il dor-mit fort peu. Ces fortes de parties avoient coûtume de lui caufer de mauvaifes digeftions, mais quoiqu'il fe fût livré à celle - ci fans ména-gement , quoique ce repas nocturne eut été précédé d'une électrifation purgative , il n'en reffentit aucun dérangement , il alla même à la garde-robe plus tard qu'à fon or-dinaire.

SECONDE EXPERIENCE.

LE même homme se préta à une
seconde épreuve la soirée suivante. On chercha tous les moyens
possibles d'augmenter sur lui la vertu
Electrique, en le faisant tenir debout sur une platine de cuivre qui
recouvroit la résine; & en l'électri-
sant par la plante des pieds, au
moyen d'une chaîne qui aboutissant
au globe d'une part, venoit passer
sous ladite platine; de cette façon
il avoit les mains libres; c'est pourquoi il prit dans l'une le premier
morceau de scamonée, & dans l'autre plusieurs petits morceaux de la
même drogue, qui n'avoient pas
encore servi. Nous fîmes durer l'E-
lectricité pendant trente minutes,
en l'interrompant un peu de dix en
dix. Nous observâmes alors deux

chofes qui méritent confidération.
La premiere , que la vertu Electrique paffoit prefque toute entiere à
l'homme fur qui l'on faifoit l'Expérience ; car lorfqu'il étoit debout
fur la platine de cuivre , & qu'il
marchoit fur la chaîne, on ne tiroit
de la barre de fer que des éteincelles affez foibles , & à peine met-
toit-il pied à terre , que l'Electricité
s'y remontroit beaucoup plus forte.
La feconde , que cet homme n'ayant
pas les pieds immédiatement fur la
réfine , n'y fentit pas la chaleur ordinaire.

Pour cette fois il vécut de régime
& foupa peu. Toute la journée fuivante & celle d'après fe pafferent
fans qu'il s'apperçût qu'il eut été
purgé aucunement. La peur, les chû-
tes & les fecouffes violentes & ino-
pinées , qui fouvent procurent des
diarrées, n'eurent pas même cet effet

ce jour-là ; peu de tems après l'o-
pération , notre homme électrisé
voulant entrer dans sa gondole , fit
un faux pas, tomba rudement sur le
genouil, s'y fit mal , & entra dans
l'eau jusqu'à la ceinture ; & qui pis
est , après cet accident qui le mouil-
la depuis la tête jusqu'aux pieds , il
se mit dans sa gondole , pour être
conduit à sa maison qui étoit assez
loin.

TROISIE'ME EXPE'RIENCE.

POur être encore plus sûr de notre
fait ; nous électrisâmes un petit
garçon de onze ans ; il prit dans ses
deux mains, deux morceaux de scamonée de même grosseur , qui pe-
soient ensemble plus de deux fois
autant que la quantité employée à
Bologne & à Turin pour des adultes
de l'un & de l'autre sexe ; nous n'é-

pargnâmes ni induſtrie ni ſoins, pour donner à notre opération toute l'efficacité poſſible ; l'enfant ne parut point intimidé des éteincelles qu'il voyoit ſortir en grande quantité de toutes les parties de ſon corps ; il ne fut point prévenu de l'effet que nous avions en vûe, & nous lui laiſſâmes la liberté de manger autant qu'il voulût.

Que pouvions-nous faire de plus ? Le lendemain au ſoir ce petit garçon revint, & nous l'interrogeâmes avec beaucoup de ſoin ; il nous aſſura très-diſtinctement qu'il n'avoit ſenti ni douleur, ni tranchées dans le ventre, qu'il avoit été à la garderobe une ſeule fois en ſe levant, & que ce qu'il avoit rendu étoit d'une conſiſtance aſſez ferme ; & tout cela nous fut confirmé par un homme qui avoit ſoin de cet enfant, & qui étoit témoin de toutes ſes actions.

QUATRI'EME

QUATRIE'ME EXPE'RIENCE.

LA chaleur qui s'excitoit à la plante des pieds de ceux qui reftoient longtems debout fur la ré-fine, fit naître à quelques-uns de nous une nouvelle curiofité. Ils ré-pandirent fur une table enduite de poix plufieurs petits morceaux de fcamonée, & les arrangerent de fa-çon qu'ils repréfentoient deux Ellip-fes allongées ; ils firent laver les pieds du petit garçon dont nous a-vons parlé ci-deffus ; & le placerent de maniére, qu'avec fes deux pieds nuds, il couvroit toute la fcamonée qu'on avoit arrangée fur la table. On l'électrifa ainfi la premiere fois pendant dix minutes, & la feconde pendant plus de vingt. Il fentit une grande chaleur qui commença par la plante, & qui s'éleva jufqu'à la

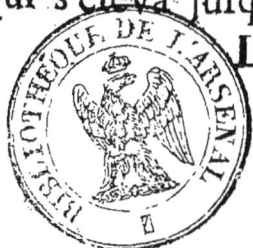

L

cheville du pied. La fcamonée s'attacha fous fes pieds & la peau demeura couverte de la portion qui étoit réduite en pouffiere.

Pendant la nuit qui fuivit immédiatement cette opération , l'enfant alla du ventre affez copieufement. Le matin il eut encore trois autres évacuations , fans douleurs , & fans gargoüillemens. Il revint nous trouver le foir fe portant bien , & avec beaucoup d'envie d'être encore électrifé ; mais on différa la troifiéme électrifation à un autre tems.

Ce dernier effet auquel nous ne nous attendions pas , mit toute notre fociété en rumeur. Plufieurs croyoient déja que l'effet du reméde étoit vérifié , par cette nouvelle maniére de l'employer. D'autres expliquoient ce phénoméne par le changement qui étoit arrivé à la température de l'air , qui de chaud & de

ferein qu'il avoit été , étoit devenu
tout d'un coup froid & humide , par
une pluie abondante qui étoit tom-
bée le foir même de notre opération. Quelques-uns s'en prenoient à
ce qu'on avoit fait laver les pieds de
cet enfant. Plufieurs enfin croyoient
que cet effet venoit des fruits que les
enfans mangent dans cette faifon,
& que nous avions laiffé manger au
nôtre, en auffi grande quantité qu'il
l'avoit voulu : on difoit encore qu'il
fuffifoit de lui avoir laiffé connoître
dans la feconde Expérience, l'effet
que nous attendions, pour lui échau-
fer l'imagination, ce qui étoit très-
capable de lui caufer un dérangement tel qu'il l'avoit éprouvé, &
même un plus confidérable. Tous
ces raifonnemens étoient fans doute
très-plaufibles, mais comme il s'a-
giffoit d'un fait , nous jugeâmes à
propos de l'examiner de nouveau,

L ij

pour fçavoir à quoi nous en tenir ,
plutôt que de nous repofer fur des
conjectures.

CINQUIE'ME EXPE'RIENCE.

TRois jours après le petit garçon
fut électrifé de nouveau. Nous
prîmes foin de n'obmettre aucunes
des précautions précédentes ; nous
ajoutâmes une nouvelle quantité de
fcamonée à celle qui avoit déja fervi, nous électrifâmes cet enfant de
la même maniére , à la même heure,
& autant de tems que dans l'Expérience précédente. Mais toutes nos
actions n'aboutirent à rien ; il ne parut aucun veftige , aucun figne de
l'incommodité , qui avoit paru à la
fuite de l'autre électrifation.

Ce n'étoit point affez de cette
feule Expérience pour lever tous

nos doutes ; c'eſt pourquoi on en fit une autre avec un purgatif plus puiſ-fant.

SIXIE'ME EXPE'RIENCE.

ON mit ſous les pieds nuds d'un jeune homme de quinze ans, d'un bon tempérament & aſſez gras, autant de petits morceaux de gom-me gutte, qu'il en falloit pour lui faire un ſupport de matiére réſineuſe & purgative, & on l'électriſa forte-ment pendant quarante minutes : pen-dant cette opération il ſentit beau-coup de chaleur aux pieds & aux jambes ; il lui reſta à la plante des pieds une grande quantité des plus petits morceaux de la gomme gutte, qui s'étoient amollis par la chaleur ; mais il ne s'en ſuivit aucun mal d'eſ-tomac, ni au ventre ; vingt heures après il alla une ſeule fois à la garde-robe, c'eft-à-dire, un peu plus tard, & en moindre quantité que de coutume.

SEPTIE'ME EXPE'RIENCE.

LA fcamonée n'ayant fait jufque-là ni bien ni mal aux perfonnes fur lefquelles nous l'avions éprouvée ; nous eûmes la curiofité de voir au moins fi elle avoit perdu fes parties les plus fubtiles, fi l'électrifation lui avoit oté ou diminué fa vertu. M. Veratti dit pofitivement que tout purgatif employé plufieurs fois perd fa force de plus en plus, & qu'après trois ou quatre électrifations, il ne vaut plus rien pour purger. Après en avoir cité deux ou trois exemples, il ajoute : » Qu'il me foit permis de » faire ici une réfléxion : il me fem- » ble que cette découverte donne » beaucoup de probabilité à l'opinion

» du célébre Frédéric Hoffman, qui
» croit que la vertu des purgatifs
» confifte principalement dans les
» parties les plus fubtiles & les plus
» volatiles de leur fubftance, ayant
» éprouvé qu'en les faifant bouillir
» dans l'eau, on les affoiblit confi-
» dérablement. Car puifque nous
» voyons que ces remédes affociés
» à la vertu Electrique, perdent en
» fi peu de tems ce qu'ils ont de plus
» actif & de plus pénétrant, & que
» dès la fin de la première électri-
» fation, leurs effets commencent à
» fe montret plus foibles, & plus
» tardifs, il paroît qu'on peut tirer
» de-là un argument affez fort, en
» faveur de l'opinion dont je viens
« de faire mention. » Nous effayâmes
d'abord de reconnoître par le poids
le déchet que les drogues avoient
pû fouffrir dans la main de la perfonne électrifée : mais nous ne fûmes

L iv

pas longtems à nous appercevoir
que cette voie n'étoit ni sûre ni certaine : parce que l'on peut croire
que l'exhalation de ces parties fubtiles & fpiritueufes , ne produit pas
dans la maffe une diminution de
poids qui puiffe devenir fenfible
avec la meilleure balance , & puis
une fubftance réfineufe qu'on tient
longtemps dans la main , s'échauffe
& s'attache à la peau ; il s'en perd
toujours quelque chofe , & à la fin
cela doit produire une diminution.
Nous prîmes donc la réfolution de
faire prendre en potion de la fcamonée qui auroit fervi plufieurs fois à
nos Expériences , en obfervant la
dofe réglée par les plus habiles Médecins , pour voir fi fa vertu lui
avoit été ôtée en tout ou en partie
par les électrifations précédentes :
voici ce qui fut fait.

Parmi plufieurs morceaux de fca-

monée , nous en choisîmes un qui
avoit été électrifé au moins quatre
fois ; on en détacha une portion qui
pefoit tout au plus trente grains ,
que l'on joignit à une once & demie
de conferve de violettes , pour en
faire un électuaire. Cette médecine
fut prife par une Dame âgée de foixante ans , qui étoit dans l'ufage de
fe purger tous les ans dans l'Automne ; & deux heures après , cela
fit fon effet ; pendant toute la journée elle eut des douleurs dans le
ventre , & neuf évacuations , & toujours avec des épreintes & des cha-
leurs au fondement.

On fit encore une autre Expérience que voici ; il fe préfenta une occafion de donner des pilulles purga-
tives à un Marinier jeune & robufte ,
qui avoit une gonorrée virulente ;
on prit pour baze du reméde la fcamonée , dont nous voulions faire

l'épreuve : le Malade prit ces pillu-
les tous les matins pendant sept
jours de suite, elles ne manquerent
jamais de lui lâcher le ventre, &
de lui tourmenter les entrailles, cependant ce qu'il prit de scamonée,
n'excéda point seize grains.

Il nous restoit encore un peu plus
de trois dragmes de scamonée électrisée, que nous mêlâmes avec de
la farine jaune & de l'eau chaude ;
nous donnâmes cette bouillie à un
gros Chien de Campagne, qui la
mangea avec avidité ; peu de tems
après il lui prit une toux convulsi-
ve, il alla de haut en bas pendant
quelque tems, après quoi il devint
comme furieux & hors d'haleine, il
sortit de l'endroit où il s'étoit retiré,
prit la fuite à toutes jambes, & ne
reparut point.

TROISIE'ME OBSERVATION.

Sur la Gomme gutte.

LA Gomme gutte, reméde diabo-
lique, abandonné aujourd'hui
de tous les Praticiens, après avoir
été employé pendant un tems par
les vieux Médecins trop attachés à
la doctrine de Galien, & traitant les
pauvres Malades, comme s'ils euffent voulu en exprimer la moële &
le fuc, la gomme gutte, dis-je,
éprouve aujourd'hui un meilleur
fort dans la Médecine Electrique.
Meffieurs Bianchi & Veratti, nous
affurent qu'un morceau de gomme
gutte, pefant tout au plus deux ou
trois onces, mis dans la main de la
perfonne qu'on électrife, lui fait ni
plus ni moins que l'aloés & la fcamonée employée de la même ma-

niére , & qu'elle purge le ventre comme les médecines les plus douces de manne & de caffe que l'on prend par la bouche. Pour éclaircir encore ce fait , nous prîmes toutes les mefures néceffaires, comme nous l'avions fait pour les autres , & nous commençâmes de la maniére qui fuit.

EXPÉRIENCE.

NOus fîmes électrifer un jeune homme de vingt-quatre ans , maigre & délicat , & un peu flegmatique : il tint de la gomme gutte autant qu'il en put empoigner : l'électrifation dura vingt - cinq minutes fans aucune interruption : il fouffrit avec peine & avec quelque forte de crainte les éteincelles qu'on tira pendant tout ce tems-là, de la main dans laquelle étoit la gomme gutte , ainfi que de toutes les autres parties de fon corps.

Peu de tems après on électrifa enfemble trois autres perfonnes, dont chacune tenoit dans fa main tant de gomme gutte, qu'elle pouvoit à peine la fermer. C'étoient trois hommes forts, d'un très - bon tempérament, & jouiffans alors d'une parfaite fanté. Le premier avoit trente-cinq ans, le fecond en avoit vingt-quatre, & le dernier feize, chacun étoit debout féparément fur un gâteau de réfine, & ils étoient placés l'un vis-à-vis du globe, & les deux autres à côté. Au lieu d'une barre de fer pleine, nous nous fervîmes d'un canon de fufil, inftrument plus propre qu'un autre (felon M. Watfon) pour recevoir une forte Electricité. Au bout de ce canon nous liâmes un cordon d'or ; lequel divifé en trois branches, communiquoit la

vertu Electrique aux trois hommes
féparés l'un de l'autre. L'Electricité
fe montra également vive dans tous
les trois ; & qui plus eſt, lorſqu'on
tiroit une éteincelle du bras ou de
la main de quelqu'une de ces trois
perſonnes, celle des deux autres qui
étoit la plus prochaine, en ſentoit
la ſecouſſe ou dans les bras, ou dans
les mains. Cette électriſation dura un
quart-d'heure.

Ces quatre hommes électriſés,
vingt-quatre heures après, revin-
rent à notre laboratoire, pour être
préſents à d'autres Expériences ; le
premier nous dit, que le ſoir même
de ſon électriſation, il avoit mangé
avec plus d'apétit qu'à ſon ordinaire ; & que d'ailleurs, il n'avoit rien
remarqué de nouveau en lui. Les
trois autres dirent auſſi qu'ils n'a-
voient rien reſſenti ni en bien ni en
mal, & dans la ſuite il n'arriva à

aucun d'eux d'éprouver ces mouvemens inteſtins, ces malaiſes, ou certains ſymptômes qui ſuivent preſque
toujours les purgations, lors même
qu'elles ne font pas tout ce qu'on
en attend.

QUATRIEME OBSERVATION

Sur l'Opium, & le Sublimé corroſif.

T Ant d'Expériences nous ayant
fait connoître clairement, que
les médicamens purgatifs tenus dans
la main ne s'introduiſoient point dans
le corps, puiſque nous en avions
fait l'épreuve avec l'Electricité la
plus forte, avec les catartiques les
plus violens, employés en grandes
doſes, & en faiſant durer les opérations très-longtems ; nous prîmes
ſans ſcrupule la réſolution de nous

électrifer en tenant du poifon. On trouvera peut-être notre entreprife trop hardie : mais fi l'on faifoit atten-tion à toutes les Expériences que nous avions faites auparavant, on verra bien que ce n'étoit point une affaire auffi périlleufe, qu'on le pour-roit croire, & puis, perfonne d'entre nous n'étoit affez fimple pour vou-loir légerement s'expofer à cette épreuve, & par la feule ambition de mourir d'une maniére vraiment Philofophique. Le fait eft, qu'en nous livrant à cette curiofité, nous étions fûrs de la pouvoir faire fans aucun danger ; ce que nous allons rapporter fuffira pour juftifier ce que nous en penfons.

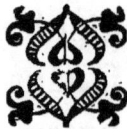

PREMIERE

PREMIERE EXPE'RIENCE.

JE me fis électrifer le premier, tenant dans ma main un morceau d'opium qui pefoit plus de trois onces, & l'opération dura dix minutes. Peu de tems après on électrifa avec le même opium & pendant quinze minutes une autre perfonne plus jeune que moi, & d'une compléxion très-délicate. Le bruit des éteincelles Electriques, étoit fi fort ce foir-là, qu'on l'entendoit à la diftance de trois chambres. Il ne s'en fuivit aucun mauvais effet, ni pour moi ni pour l'autre jeune homme.

Tous les Médecins nous apprennent, & on le fçait aufli par expérience, que l'opium pris en plus grande quantité, que de trois ou quatre grains, eft capable de caufer les plus grands defordres.

M

Suppofez donc que les parties fubtiles des remédes s'introduifent dans
notre corps par le moyen de l'Electricité, comme on le prétend, fup-
pofez encore qu'elles foient capables d'y produire tous les effets qu'on
leur attribue ; combien ne devoit-
il point entrer d'opium dans mon
corps, par cette opération ? Où en
étions-nous hélas fi cette hypotèfe
étoit bien fondée !

SECONDE EXPE'RIENCE.

LE lendemain au foir, on nous
électrifa encore avec le même
narcotique ; l'opération dura vingt-
cinq minutes, & nous ne nous en
trouvâmes pas plus mal que la premiere fois.

TROISIE'ME EXPE'RIÈNCE.

Oici la dernière & la plus forte de nos épreuves ; je pofai moi-même fur la paume de ma main une once & demie de fublimé , & je me fis électrifer pendant vingt minutes. Comme il faifoit froid pour la faifon, l'électrifation fut très-vive. Je tins toujours la main ouverte & étendue , pour ne point humecter le fublimé par la tranfpiration , & afin qu'il ne me fit point venir de cloches à la peau ; après l'opération je ne fentis rien autre chofe qu'une petite demangeaifon dans toute la paume de la main , & trois jours après cette petite peau qu'on nomme l'épiderme , fe leva , & s'en alla par morceaux.

Voilà quel fut l'effet de ce puiffant poifon, & quoique ce foit peu de chofe , on ne croira jamais que l'Electricité y ait eu quelque part. Car indépendamment de toute Electricité , un cauftique appliqué à fec fur la main pendant vingt minutes , ne manquera jamais d'agir ainfi , & peut être même d'entamer la peau.

TROISIE'ME SECTION.

Touchant les remédes placés dans la caraffe.

L'Italie doit à M. Brigoli une nouvelle maniere d'introduire des remédes dans le corps humain; on voit, par fa lettre, *fur la machine Electrique*, imprimée à Veronne en 1748. que n'étant pas bien content de la découverte de M. Pivati, il enfeigne comme en paffant , une méthode plus fûre dont il fe dit l'inventeur : « J'ai-

» merois mieux mettre, dit-il, le
» baume qui doit fervir de reméde,
» dans une bouteille que je place-
» rois dans la main du Malade ; fai-
» fant pendre d'aplomb dans ce
» vaiffeau une petite verge de fer
» par laquelle fe communiqueroit la
» matiére Electrique, dont l'air eft
» rempli. Si je ne craignois de vous
» faire rire, je vous dirois qu'ayant
» donné à tenir de cette maniére à
» une petite fille, une caraffe dans
» laquelle j'avois fait fondre un puif-
» fant diurétique, je ne fus point
» longtemps à en voir les effets. »

Cette nouvelle médecine de M.
Brigoli ne s'accorde point mal avec
les obfervations faites à Turin par
M. Bianchi, & communiquées depuis
tant à M. Pivati, qu'à M. l'Abbé
Nollet. M. Bianchi leur écrivit,
qu'ayant électrifé trois de fes étu-
dians en Médecine, dont un feule-

ment tenoit dans ſes mains deux onces de baume du Pérou renfermées
dans une petite bouteille, l'odeur
de ce baume s'étoit communiquée à
tous les trois, & que lorſqu'ils étoient
ſur la réſine, on ſentoit ſortir cette
odeur de leurs mains, de leurs viſa-
ges & de leurs habits ; il ajoutoit à
cela, qu'un de ces jeunes gens étant
revenu quelques jours après pour ſe
faire électriſer, la nouvelle électriſation avoit reſſuſcité l'odeur du
baume, & l'avoit fait ſortir de tout
le corps de ce jeune homme, quoiqu'il ne tint point la bouteille, comme la premiere fois.

Perſonne ne s'eſt tant appliqué à
cette ſorte de Médecine, que le
Sieur Palma Médecin Sicilien. Il a
publié cette année un Ouvrage intitulé, *Recherches Medico Electriques :*
dans lequel il prétend faire voir par
les effets, la vertu & l'efficacité des

remédes renfermés dans la caraffe. Il cite beaucoup d'Expériences de cette efpéce, qu'il a faites avec un heureux fuccès ; une des plus fingu- liéres eft la guérifon d'un Religieux Dominicain, attaqué d'une hydropi- fie afcite, & abandonné des Méde- cins ; le Malade fut électrifé plu- fieurs fois tenant une caraffe de verre remplie d'eau dans laquelle on avoit fait fondre quelque puiffant purgatif, & l'on avoit foin de lui bien atta- cher & ferrer les mains fur le vaif- feau. Ce remede appliqué de cette maniére, ne manqua jamais de le purger, & pour tout dire en un mot, dans l'efpace de quelques femaines, il fut guéri, & fe trouva en meil- leure fanté, qu'il n'avoit été avant fa maladie.

Par toutes les Expériences que nous avons rapportées ci-deffus, il nous paroiffoit fuffifamment prouvé, qu'un reméde quelconque employé avec la vertu électrique, de quelque maniere que ce fût, ne devenoit jamais capable de pénétrer dans le corps humain par les pores de la peau ; & par cette raison, plusieurs d'entre nous pensoient qu'il étoit inutile de pousser plus loin nos recherches ; mais pour ne rien laisser en arriere de tout ce qui a été dit, écrit & publié touchant la matiére que nous avions entrepris d'éxaminer, nous imaginâmes que ce n'étoit pas perdre entiérement nos peines, que d'éprouver, par différentes Expériences, tout ce qui pouvoit arriver, pour satisfaire en plein notre curiosité, sur cette troisiéme & derniere découverte, qui a fait du bruit comme les autres.

PREMIERE

PREMIERE EXPERIENCE.

DE l'eau chargée de quelque médicament, ou toute autre liqueur renfermée dans une caraffe, ne pourra jamais s'évaporer par les pores du verre qui font trop étroits, à moins qu'on n'imagine quelque fermentation Electrique, capable de donner l'effort aux parties les plus fubtiles & les plus fpiritueufes du reméde, après les avoir divifées, & féparées des autres parties plus grof-fières: c'eft au moins ce que foup-çonnent tous ceux qui croyent que les remédes peuvent s'introduire de cette maniére dans le corps humain: ils s'imaginent que dans cette caraf-fe » La matiére Electrique a plus » de force, parce qu'elle y eft com-» me concentrée, ce qui la rend » plus active, & plus pénétrante; plus

N

» capable de répulfion, ce qui pa-
» roît, difent-ils, en ce qu'elle fe-
» coue dans un même tems trois cens
» perfonnes arrangées en cercle, &
» qui fe tiennent par la main. »

Pour fçavoir de quelle valeur pouvoit être ce raifonnement, nous
cherchâmes à voir ce qui arriveroit
au fluide renfermé dans la caraffe.
Pour cet effet, nous prîmes un vaiffeau de verre, qui ayant fervi bien des
fois à répéter l'Expérience de Leyde * , avoit toujours très-bien réuffi.
Nous en remplîmes la plus grande
partie avec de l'eau de puits, très-
claire. Nous y plongeâmes encore
deux petits tuyaux de verre affez
longs pour toucher d'une part au
fond de la bouteille , & fortir de
l'autre part hors du goulot , à côté

* C'eft-à-dire, cette Expérience dans laquelle on
fait fentir une commotion dans l'intérieur du corps ;
& qui fut publiée pour la premiere fois par M. Muf-
chenbroeck, Profeffeur en l'Univerfité de Leyde.

& à quelque distance du fil de fer
qui devoit servir à communiquer l'E-
lectricité : la surface de l'eau étoit
presque à rase du col du vaisseau,
mais elle s'élevoit d'un demi pouce
plus haut dans les tubes qui étoient
capillaires. Nous électrisâmes d'a-
bord la caraffe, comme si nous devions faire l'Expérience de Leyde ;
& la surface de l'eau demeura toujours à sa hauteur ordinaire : nous
recommençâmes à l'électriser pendant une demie heure de suite, &
l'on n'apperçut jamais aucun changement au niveau de l'eau ; aucune
ébullition, aucune effervescence,
non plus que dans les deux petites
colomnes élevées au-dessus du niveau commun, dans les deux petits
tubes. Cependant le vase étoit tellement électrique, qu'il attiroit les
feuilles d'or à plus de huit pouces
de distance, & qu'il secouoit rude-

ment quiconque en le touchant d'une main, avoit la curiofité de porter feulement le bout du doigt au fil de fer qui étoit plongé dedans.

Ayant donc reconnu que le fluide électrifé ne prenoit aucun mouvement, nous réfolûmes d'éxaminer la chofe de nouveau, avec un vafe d'une autre forte; & très-propre à recevoir la matiére électrique.

Nous pofâmes fur la barre de fer un vafe cylindrique de fer blanc, & nous attachâmes tout autour par dedans, cinq petits tuyaux de verre de différents diamètres, de forte que touchant d'une part au fond, ils excédoient le bord de quelques pouces. Enfuite le vafe ayant été rempli d'eau claire, on la vit s'élever au-deffus de fon niveau dans les petits tubes, plus ou moins felon la différence de leurs diamètres; on commença alors à électrifer le tout pen-

dant une demie-heure , & les étincelles qu'on tira pendant ce tems-là
de tous les côtés du vafe , parurent
toujours très-vives , tant par leur
lumiere , que par le bruit qu'elles
faifoient entendre. Cependant nous
eûmes beau regarder nous ne vîmes
jamais que l'eau s'élevât feulement
de l'épaiffeur d'un cheveu au-deffus de l'endroit où elle avoit monté
d'abord dans les petits tubes de
verre.

Tel fut le réfultat de nos Expériences ; quoique nous ignorions fi
l'eau fe tient ainfi fufpendue contre
les loix de fa pefanteur, ou par la
preffion de l'air , ou par l'attraction
du verre, ou par quelqu'autre caufe
qui nous eft inconnue , comme elle
l'étoit du tems de la fameufe Académie *Del-Cimento* ; nous croyons
cependant, comme l'a penfé cette
Académie elle-même , que la voie

la plus fûre pour appercevoir les changemens qui peuvent arriver à l'eau, c'eft de l'éxaminer, comme nous l'avons fait, dans ces tuyaux capillaires, où elle s'éléve en petite quantité. *

SECONDE EXPERIENCE.

ON pouvoit foupçonner que la caraffe de verre, appliquée à la barre de fer, & fortement électrifée, étoit fufceptible de quelque effervefcence, ou de quelque évaporation infenfible, qui échaperoit à nos yeux; c'étoit un fcrupule qui paroiffoit affez bien fondé, puifque l'expérience a fait voir en Angleterre, que les plantes électrifées prennent un accroiffement plus prompt; & que l'on a appris par la même voie à Leyde, à Genève, & à Paris, que l'Electricité augmente la tranfpiration de la chair, des fleurs, des fruits, des animaux, &c. effets qui dépendent d'un mouvement inteftin, ou d'une fermentation qu'il n'eft pas donné à nos yeux d'appercevoir. Cette queftion méritoit donc un éxamen plus approfondi, que nous nous mîmes en devoir de faire de deux manieres, fçavoir par le moyen d'une balance exaƈte, & par celui de l'odorat.

Nous fîmes remplir d'eau-de-vie camphrée la bouteille de verre qui nous avoit déja fervi, & nous la bouchâmes foigneufement avec de la cire d'Efpagne, pour n'avoir rien à craindre d'un bouchon de liége, dont les pores font perméables plus que ceux du verre, & qui n'embraffe jamais affez parfaitement le fil de fer qui le traverfe, pour ne laiffer aucun paffage ouvert; nous fîmes tout notre poffible pour bien électrifer ce vaiffeau, pendant un quart d'heure &
* N iv

demi que la machine fut en mouvement ; mais voyant que l'Electricité
feule ne fuffifoit pas pour faire paffer
au dehors la moindre particule odo-
rante , nous imaginâmes de chauf-
fer la bouteille , en l'expofant au-
deffus des charbons ardents , & en
la frottant avec un morceau d'étoffe
de laine ; ce que nous fîmes à deux
ou trois reprifes : mais toutes nos
tentatives furent vaines ; la bouteille ne rendit aucune odeur d'eau-
de-vie, ni de camphre, & l'ayant pefée
au commencement, au milieu & à la
fin de cette opération qui fut longue , nous retrouvâmes fon premier
poids , fans qu'il y eut un demi grain
de différence.

Ayant voulu faire l'Expérience
de Leyde avec cette même bouteille , nous remarquâmes que l'eau-de-
vie, fait précifément comme le vin,
c'eft-à-dire, qu'elle ne donne qu'une

secousse très-foible , ce qui pouvoit
nous porter à croire que l'Expérience précédente ne suffiroit pas pour
décider la question qui y avoit donné
occasion , puisque l'eau-de-vie s'é-
lectrise peu , ou ne transmet que foiblement l'Electricité qu'elle a re-
çue : on voit en effet parmi les Expériences de M. Bianchi , que l'eau
de la Reine d'Hongrie & les autres
liqueurs spiritueuses , ne font pas
propres à transmettre les odeurs par
le moyen de la vertu Electrique.

Pour remédier à cette incertitude ,
on vuida l'eau-de-vie , & l'on remplit la même bouteille avec de l'eau
bien nette & bien claire , dans laquelle on mit un demi-gros de fleur
de Benjoin , après quoi on la bou-
cha exactement comme la premiere
fois. En peu de tems elle devint
beaucoup électrique ; une personne
qui toucha au fil de fer fans y penser,

en reçut un coup qui penſa le faire tomber par terre. Il n'y eut per-ſonne de la compagnie qui ne, fut bien aiſe d'approcher ſon nez du vaiſſeau électriſé, pour ſçavoir s'il ſentiroit l'odeur du benjoin : plu-ſieurs monterent ſur la réſine, & te-nant une main appliquée à la barre de fer, ou à la bouteille, ils ſe fi-rent électriſer pendant vingt ou tren-te minutes, mais aucun d'eux ne ſen-tit ni ne contracta l'odeur du ben-join, pas même à la main qui tou-choit la bouteille.

Ces dernieres Expériences paroî-tront peut-être des tentatives bien ſuperflues à quiconque en lira l'hiſ-toire ; pour dire la vérité, ſi les bau-mes les plus ſpiritueux dont on avoit enduit intérieurement les globes de verre, qui furent enſuite frottés à toute force, échauffés par l'appli-cation des mains, & électriſés de la bonne maniére, si les substances les plus odorantes pulvérisées, & agitées en tous sens dans ces mêmes globes, n'ont jamais pu passer par les pores du verre ; comment pouvoit-on attendre cet effet de la bouteille ? L'argument paroît sans replique. Mais dans les questions qui se traitent par voie d'expérience, c'est sur les faits qu'il faut compter, plûtôt que sur les discours les plus plausibles. Car on remarque assez souvent que les raisonnemens les plus suivis sont démentis par l'Expérience ; nous nous sommes proposé de prendre toujours nos sens pour guides dans l'examen des choses sensibles, laissant volontiers à d'autres la liberté de raisonner sur les faits.

Après avoir appris par les Expériences dont nous venons de faire mention, qu'il ne se fait aucune effervescence dans la caraffe, & qu'il ne tranfpire au dehors rien de ce qui est renfermé dedans ; nous paffâmes à l'éxamen des purgatifs employés par le Docteur Palma, & des diurétiques propofés par M. Brigoli.

TROISIEME EXPERIENCE.

ON prépara pour notre opération une décoction faite avec deux livres d'eau commune , une once de gomme gutte , une once & demie de réfine de jalape , breuvage capable de purger un cheval jufqu'à lui faire rendre les boyaux ; on mit tout cela fans le paffer , dans une caraffe de verre que l'on emplit jufqu'au goulot. On y ajouta le fil de métal ordinaire , & on la fufpendit à la barre de fer. Auffitôt on commença à électrifer , & tandis que la bouteille recevoit l'Electricité , un jeune homme d'une belle fanté la tenoit ferrée entre fes mains. Quand on touchoit la barre de fer il fentoit une violente fecouffe dans les bras, & à la poitrine, ce qui marquoit très-certainement, que la Médecine contenue dans la caraffe étoit bien Electrique. On fit durer cette opération pendant vingt minutes, fans que le jeune homme reffentit aucun dérangement d'eftomac, & fans qu'il s'en fuivît aucune évacuation qui parût être provoquée par un reméde purgatif. Il nous prit envie d'effayer fi la même bouteille auroit quelque effet fur les perfonnes électrifées, & pour cela deux jeunes gens monterent fur la réfine ; l'un y refta trente minutes, & l'autre quarante, fans ceffer d'avoir la main appliquée fous la caraffe ; l'Electricité fe communiquoit à l'un & à l'autre par le moyen de ce vaiffeau, & les étincelles qu'on tiroit de leurs corps étoient des plus vives. Mais cette derniere épreuve se passa encore sans effet, & il en fut de même de deux autres qu'on fit après avec les mêmes soins.

Ces Expériences nous apprirent avec certitude ce que quelques-uns de nous avoient déja prévû par le raisonnement; le témoignage de nos yeux nous montra clairement, qu'on ne peut, & qu'on ne pourra jamais parvenir à faire passer dans le corps humain, un reméde renfermé dans une bouteille pleine d'eau, quand le même reméde ne peut s'y insinuer étant tenu fort longtems à pleine main.

QUATRIEME EXPERIENCE.

LEs Médecins sans préjugés, & qui parlent de bonne foi, conviennent que les remédes diurétiques & les sudorifiques, dont ils font un usage assez arbitraire, ne font que des remédes de pure dénomination; la nature sçait se débarrasser de ce qui l'incommode, tantôt par les urines, tantôt par les sueurs, & elle employe l'un ou l'autre moyen, selon ses vûes & ses besoins, mais l'art n'est point encore parvenu-là, quoiqu'il nous fasse un pompeux étalage de ses quintessences, de ses secrets, de ses spécifiques; nous ignorons de quelle espéce étoit le diurétique dont M. Brigoli s'est servi pour la petite fille dont il fait mention, & qui eut sur elle un effet si prompt; nous nous sommes contentés d'éprouver le fait de la maniére suivante.

Si la poudre de cantaride n'est point un diurétique , comme plusieurs le croyent , & comme l'a pensé Hypocrate lui-même, il faut convenir au moins , que c'est une espéce de poison qui maltraite furieusement les parties destinées à la sécrétion des urines ; & que si l'on en prend seulement trois ou quatre grains , il rend les urines brûlantes , sanguinolentes , & cause des inflammations à la vessie & aux parties voisines : on mit donc deux onces de cette poudre dans la caraffe pleine d'eau ; le vaisseau rempli de cette maniere fut électrisé fortement , ainsi que trois personnes qui y tinrent la main appliquée , l'une pendant vingt minutes , les deux autres pendant un quart-d'heure. Aucun des trois ne ressentit de chaleur ni de difficulté

pour

pour uriner ; leurs urines ne furent ni plus ni moins abondantes qu'à l'ordinaire , & ils n'eurent abfolument aucun figne de ces défordres, & de ces incommodités que ne manque pas de caufer l'ufage des cantarides , quand on prend ce reméde intérieurement, même en très-petite quantité.

Cette Expérience nous parût fuffire pour apprendre ce qu'on doit penfer de tous les autres diurétiques, ou drogues de cette efpéce ; & nous terminâmes-là nos Recherches.

Fin du Recueil d'Expériences fur la Médecine Electrique.

O

✥✥✥✥✥✥✥✥✥✥

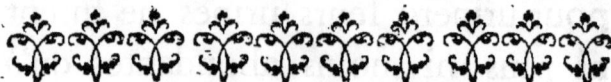

TABLE
DES MATIERES.

TROISIEME SECTION.

164   TABLE, &c.

TROISIEME EXPERIENCE.

Sur les remédes purgatifs,   156.

QUATRIEME EXPERIENCE.

Sur les diurétiques,   159.

Fin de la Table des Matiéres.

APPROBATION.

J'AI lû par ordre de Monseigneur le Chancelier, un *Recueil d'Expériences faites à Venise sur la Médecine Electrique*, par quelques Physiciens. A Paris ce 17. Juin 1750.

Signé, LE MONNIER.

DISSERTATION

DE

MÉDECINE,

Sur la Vertu électrique appliquée
à la guérison de l'Hémiplégie,

*Soutenue le 24. Avril 1749. dans
les Ecoles de Montpellier par
Jean-Etienne DESHAIS, d'Or-
léans, Maître-ès-Arts, Etudiant
en Médecine, pour sa Promotion
au Baccalauréat,*

Traduite en François.

A a ij

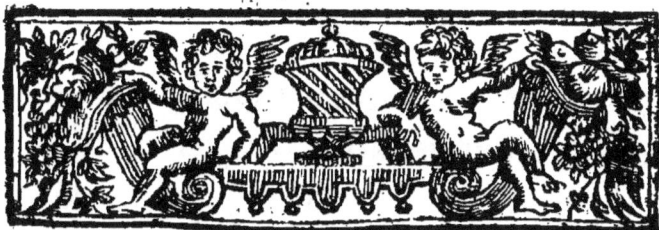

DISSERTATION

DE

MÉDECINE,

Sur la Vertu électrique appliquée à la guérison de l'Hémiplégie.

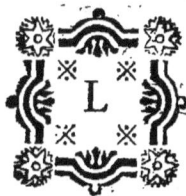

'Electricité tient le premier rang parmi les découvertes réservées à notre siécle ; mais elle seroit moins propre à nous instruire qu'à nous amuser , si la sagacité de quelques Philosophes n'en avoit fait une heureuse application à la Médecine.

Le succès des expériences publiées en Angleterre, en Saxe, & surtout à Genève, nous a excités à éprouver les forces de la vertu électrique sur l'hémiplégie. Nous avons même essayé d'aller plus loin, & de déduire la théorie du mouvement & de la sensation, des principes de l'électricité : cependant comme nous n'avons pas eu le tems d'approfondir ces principes, nous nous bornons à une courte analyse, avant que de passer à la théorie & au traitement de la Paralysie.

CONJECTURES

Sur le Méchanisme du mouvement & de la sensation.

IL y a dans le corps humain un *fluide* élastique très-subtil & très-mobile, qui coule avec rapidité dans toutes ses parties, on l'appelle *Fluide électrique*. Son existence est constatée par les expériences de

MM. Dufay, Nollet, Haukſbée, Jallabert, Winkler, Gordon, Pivati, &c. Ce n'eſt point le frottement qui produit le fluide électrique dans le verre, il ne fait que l'exciter & le développer : d'où l'on peut conclure que ce fluide électrique eſt le même qui ſe trouve, pour ainſi dire, *endormi & concentré* dans les animaux ; & qui devient plus ſenſible par la *raréfaction* & *l'expanſion* qu'on lui procure par l'électriſation.

Ce fluide avant l'électriſation n'eſt pas ſi inſenſible dans le corps humain & dans celui des bêtes, qu'il ne puiſſe s'y montrer avec évidence, au moyen de la colliſion que produit naturellement le jeu des ſolides & des fluides, colliſion qui devient plus vive à proportion de la chaleur du tempérament. On ſçait que le poil des chats, des chevaux &

des hommes mêmes, lorfqu'on les
peigne, jettent des rayons lumineux
& des étincelles bruiantes. Voyez
fur cela la Differtation fur la Rage,
publiée depuis peu à Touloufe.

On ne peut refufer au fluide électrique cette force d'*attraction* & de *répulfion* qui fe manifefte dans tous les
autres corps électrifés. Indépendamment de toute électrifation artifi-
cielle. Hales a obfervé cette force
dans le Mytlus & dans les poiffons ;
& Hauk-bée dans des cheveux
d'homme, & dans des inteftins de
bœuf.

Le frottement continuel qu'éprouvent les fluides renfermés dans des
vaiffeaux élaftiques, joint à celui
que le travail & l'exercice produifent dans les mufcles & dans les tendons, communique fans doute un
mouvement de vibration au fluide
électrique ; de-là vient que l'on voit
fortir

fortir des bleüettes des jambes de
certaines perfonnes, mais feulement
lorfqu'elles fe proménent. Si ce
mouvement intérieur vient à ceffer,
la vertu électrique femble s'éteindre
elle-même dans les animaux, à
moins qu'elle ne foit excitée par
quelque moyen particulier. Auffi
M. Dufay a-t-il remarqué qu'on tire
des étincelles beaucoup plus brillantes, & des frémiffemens plus fonores d'un chat vivant que d'un ch..t
mort.

Le fluide électrique eft compofé
de particules fulphureufes, inflam-
mables, analogues à la lumiére,
qui étant animées d'un mouvement
de vibration très-rapide, acquierent
un degré de force correfpondant au
quarré de leur vîteffe, & dont partie s'étant fait jour à travers les corps
où elles étoient emprifonnées, les
environnent, & forment une athmof-

Tome I.   B b

phère plus étendue, comme il eft prouvé par une infinité d'expériences.

Si l'on ouvre la veine à un homme qui s'eft fait fortement électrifer, le fang tombant fur la poëlette dans un lieu obfcur, forme une pluie lumineufe & étincellante, & fi quelqu'un qui n'eft pas électrifé touche ce jet de lumiére du bout du doigt, celui qui a été faigné fent auffitôt au-dedans du bras, c'eft-à-dire dans les nerfs, une efpéce de piquûre. Cette expérience a été faite à Strafbourg. Elle eft atteftée par M. Boecler, célébre Profeffeur de Médecine.

Les filets nerveux fervent de véhicule au fluide électrique. L'illuftre Hamberges a démontré, il n'y a pas long-tems, que la légéreté fpécifique des fluides qui paffent par différens couloirs, eft proportionelle à

la légéreté spécifique de ces mêmes
couloirs où se fait leur sécrétion ; &
l'expérience nous apprend qu'il n'y
a pas de viscère si léger que le cerveau , son poids étant à celui du
foie le plus dense de tous , comme
seize à vingt-trois. La gravité spécifique du fluide nerveux est donc
moindre que celle de tous les autres ; or il y a dans le corps humain
un fluide électrique , fluide , beaucoup plus léger qu'aucun autre :
ainsi sa sécrétion, si elle se fait quelque part, doit se faire dans le cerveau... Prenez un chien vivant , &
après lui avoir découvert & coupé
un grand nerf, tel que le sciatique ,
soumettez-le à l'électrisation ; vous
verrez l'extrémité du nerf coupé
darder continuellement dans les té-
nébres des aigrettes lumineuses ...
Enfin l'on remarque que les ébran-
lemens qu'éprouvent ceux qui ont

été électriſés, ſuivent conſtamment
la route du bras au cerveau & à la
tête ; & que les bouts des ongles
qui, ſelon Ruiſch, ſont compoſés
de mammelons nerveux, jettent de
plus vives étincelles électriques,
que ne font pas les extrémités charnues du doigt ou de la main.

Plus les corps ſont longs & étroits,
plus ils ſont propres à la propagation
du fluide électrique, & plus ils augmentent ſa vîteſſe. Prenez deux lin-
gots de plomb de poids égal, dont
l'un ſoit réduit à la forme cubique,
& l'autre à celle d'un parallelipipéde,
vingt fois plus mince & plus allongé;
ſi vous les électriſez également,
vous trouverez en les appliquant à
l'électrométre, que la vertu électrique du ſecond eſt vingt fois plus
puiſſante que celle du premier. Cette
expérience eſt de M. Lé Monnier.

Comme les filets nerveux s'éten-

dent presqu'en ligne droite de l'endroit où réside l'ame, c'est-à-dire,
du cerveau aux organes des sens,
ils offrent une route plus courte &
plus commode au commerce de l'a-
me avec les objets extérieurs, & à
l'exécution de ses mouvemens. On
ne trouve pas les mêmes avantages
dans les veines & les artères ; ces
vaisseaux augmentent de capacité à
mesure qu'ils s'approchent du cœur
où ils se réunissent enfin ; & de-là
ils sont moins propres à fournir un
passage libre du cerveau aux organes. Outre cela les filets nerveux
ne se partagent point en différentes
branches, comme les vaisseaux sanguins. Ainsi ceux-là sont bien mieux
disposés que ceux-ci pour l'exécution uniforme des mouvemens vo-
lontaires, & l'impression indivisible
des sensations.

Un cordon qui a trois cent pieds

B b iij

de longueur tranſmet la vertu électrique avec une vîteſſe trente fois
plus grande que celle du ſon, qui
parcourt près de cent quatre-vingt
toiſes en une ſeconde. Ainſi le fluide
électrique doit parcourir un chemin
de cinq cents quarante toiſes pendant
un battement d'artère ; ce qui eſt
parfaitement conforme à l'expérience.

Cette tranſmiſſion de la vertu
électrique s'exécute avec le même
ſuccès, ſoit qu'on ſe ſerve d'un fil
d'archal reployé en mille endroits ;
ſoit qu'on employe des cordons de
ſoie ; ſoit qu'on l'étende à terre,
& qu'il touche les plantes & les
herbes mouillées, pourvû néan-
moins qu'il ait été fortement électriſé.

Lorſqu'on électriſe les paralytiques, ils ſentent ſouvent dans les
membres comme des piquûres d'é-

pingles, & ce sentiment leur paroît venir par une route droite, uniforme & longitudinale, telle qu'est l'espace qu'occupent les filets nerveux, & non par des chemins tortueux & divisés, tels que l'espace où sont renfermés les vaisseaux sanguins.

Excepté les vaisseaux adipeux, il n'y a point dans le corps humain de fibres plus lâches que les fibres, je ne dis pas seulement médullaires, mais généralement que les fibres nerveuses. Que l'on prenne un chien vivant, ou un homme mort depuis peu ; qu'on fasse deux ligatures du nerf, de l'artère & de la veine, soit au col, soit à la jambe ; que l'on coupe ensuite ces parties entre les deux ligatures, l'artère coupée se retirera beaucoup plus, & le nerf beaucoup moins que la veine : or le retirement des cordes est propor-

tionnel à leur tenfion ; donc la tenfion des nerfs eft naturellement
moindre que celle des veines & des
artères. De compte fait, la tenfion,
& par conféquent l'élafticité des
nerfs, font à celles des veines comme fix à onze.

Ainfi ceux qui veulent déduire la
communication des fenfations de la
tenfion & de l'élafticité des nerfs,
fuppofent fauffement la plus grande
tenfion dans les fibres nerveufes,
tandis qu'elle eft deux fois moindre
que dans les veines.

Lorfque les cordons deftinés à
tranfmettre la vertu électrique, ont
été fortement électrifés, il n'importe
pas qu'ils foient impregnés d'humidité, parce qu'alors l'athmofphère
qui eft au-deffus de la fuperficie humide, exécute librement fes vibrations : c'eft ce qui réfulte des expériences d'Haukfbée. Si au contraire

l'électrifation eft foible, comme elle l'eft dans les animaux qui n'ont pas été électrifés, ou dans les cordons qui ne l'ont pas été avec affez de foin, alors l'air humide & vaporeux, & mieux encore une goutte d'eau, font capables d'intercepter le fluide électrique.

Si l'on prend un cordon affez foi-blement électrifé, mais qui ne laiffe pas de darder à l'un de fes bouts une aigrette lumineufe, on fait ceffer l'aigrette, en mettant une goutte d'eau fur le bout du cordon. Mon-fieur l'Abbé Nollet prétend néan-moins que l'huile graffe eft encore plus propre que la goutte d'eau pour amortir la vertu électrique. Cepen-dant nous avons une Obfervation de M. Jallabert, qui prouve combien l'eau eft efficace en ce point. Selon cette obfervation, l'eau darde des étincelles électriques jufqu'à vingt minutes après l'électrisation , tandis que les autres corps , excepté les barres de métal , perdent presqu'à l'instant toute électricité sensible.

Plusieurs expériences du célébre Hamberges prouvent que les fluides spécifiquement plus légers adhérent aux solides spécifiquement plus pesans : or le fluide électrique est spécifiquement plus léger que les filets nerveux ; donc il doit s'y attacher : & il n'est pas aisé d'empêcher cet effet , à moins que cette vertu d'adhérence ne soit vaincue par une force supérieure. C'est pour cela que l'eau qui s'attache aux parties intérieures & extérieures du verre, monte rapidement dans les tuyaux capillaires.

Les fluides qui adhérent à des tubes spécifiquement plus pesans qu'eux, se meuvent avec facilité dans toute leur étendue, parce qu'ils passent sans peine d'un lieu où il y a contact & adhésion dans un autre où se trouvent une contiguité & une adhésion pareilles ; mais ces fluides se séparent difficilement des mêmes cordons : c'est ainsi que l'eau passe aisément de l'un à l'autre bout d'un tuyau capillaire, & qu'on a peine à la faire sortir de l'une ou de l'autre ouverture : c'est ainsi que le fer s'approche avec facilité de l'aiman, & qu'il ne s'en sépare qu'avec effort.

Les vîtesses des oscillations du fluide électrique sont en raison composée, de la raison directe sous double de sa force élastique, & de la raison inverse sous double de sa densité. (Princ. de Newton, Liv. II. Théor. 38.) Supposons dans le fluide électrique une gravité spécifique trente fois moindre que celle de l'air, & une force élastique trente fois plus grande, ce qui est assez vraifemblable ; les ofcillations du fluide électrique auront trente degrés de vîteffe de plus que les ondulations de l'air d'où réfulte le fon, ce qui s'accorde avec l'expérience.

Si nous penfons maintenant avec quelle promptitude les ordres de l'ame font adreffés du cerveau aux pieds, lorfqu'on veut mouvoir ceuxci, & avec quelle vîteffe la fenfation excitée dans ces membres parvient à la tête, on concevra aifément que cette vîteffe égale celle du fluide électrique, quoiqu'il ne foit pas poffible d'en déterminer la mefure précife ; & par conféquent on conviendra que le fluide électrique eft bien propre à la communication des mouvemens de l'ame & des fenfations.

A ne confidérer que la denfité & l'inertie de l'eau, comme cette denfité eft environ mille fois plus grande que celle de l'air, on peut croire pareillement que fon élafticité eft mille fois moindre : ainfi l'on doit penfer que la vîteffe des vibrations dans l'eau eft environ mille fois moindre que dans l'air, & que les vibrations du fluide électrique ont par conféquent trente mille fois plus de vélocité.

Mais ce n'eft point une eau coulante qui arrofe le cerveau, c'eft une lymphe vifqueufe qui, obligée de paffer par des conduits fort étroits, doit éprouver une infinité de frottemens ; ainfi, eu égard à cette vifcofité, la vîteffe de fon mouvement doit être encore mille fois moindre que celle de l'eau qui coule librement. Si cela eft, la lymphe fera, toutes chofes égales, trente millions de fois plus lente que le fluide nerveux, d'où il fuit qu'elle fera propre, fi l'on veut, à nourrir la

fubftance des nerfs, mais très-inepte
à tranfmettre les mouvemens de l'a-
me & fes fenfations. Outre cela,
on conçoit que cette lymphe qui
paffe dans des canaux lâches, &
par conféquent fufceptibles d'un
plus grand allongement, peut bien
les dilater, fi elle fe trouve com-
primée, fans que cette compreffion
devienne fenfible à l'autre extrémité.

On peut démontrer par une autre
voie l'incroyable vélocité du fluide
nerveux : car s'il eft vrai que la
force de ce fluide fuffit feule pour
opérer la contraction du ventricule
gauche du cœur, & qu'elle eft en
équilibre avec une colonne de fang
qui a pour bafe la fuperficie intérieure du ventricule, & de hauteur
fept pieds & demi, felon les expériences de Hales (dans fon Hæmaft.)
Il fuit néceffairement des principes
de l'hydraulique, que la force du

fluide nerveux eſt égale à celle de
la colonne de ſang, & par conſéquent que le produit du quarré de
ſa vîteſſe multiplié par la ſection des
nerfs cardiaques, eſt égal au produit
de la vîteſſe de la colonne de ſang
multipliée par la ſuperficie du ventricule.

La hauteur de la colonne de ſang
étant connue de quatre - vingt - dix
pouces, l'hydraulique nous apprend
quel eſt le degré de vîteſſe qui forme cette hauteur : car l'eau qui s'é-
chappe de ſon réſervoir à la hauteur de quatre-vingt-dix pouces, a
une vîteſſe qui lui fait parcourir uni-
formement à chaque ſeconde un eſpace de vingt pieds. En ſuppoſant
dix pouces d'étendue à la ſuperficie
interne du ventricule du cœur, le
produit que l'on cherche eſt quatre mille.

Comme la coupe ou l'ouverture

de tous les nerfs qui aboutissent au
ventricule du cœur, pris ensemble,
est inaccessible à la vûe, même avec
le secours des plus excellens microf-
copes, on admettroit sans contradiction la plus petite mesure que
nous voudrons lui donner. Suppo-
fons que cette ouverture est égale
à la centiéme partie d'une ligne, auquel cas on pourroit la découvrir
au microscope : la vîtesse du fluide
nerveux sera de six cents trente-deux
pieds dans une seconde ; car le
quarré de cette vîtesse, multiplié par
l'orifice des nerfs cardiaques, donne
également quatre mille pour produit. Mais en donnant à cet orifice
une étendue cinquante - une fois
moindre, la vîtesse du fluide nerveux sera de trois cents vingt-quatre
pieds par seconde, ce qui est précifément la vîtesse du fluide électrique, felon les expériences de
l'Académie

l'Académie des Sciences de Paris.

Jufqu'ici nous avons fuppofé dans le fluide nerveux une denfité égale à celle du fang , quoique le premier foit beaucoup plus léger que le fecond; par exemple, trente mille fois ; ainfi , pour compenfer par la vîteffe ce qui manque au fluide nerveux du côté de la denfité , il faut que cette vîteffe foit cent foixante & feize fois plus grande, ce qui n'approche pas encore de la vélocité de la lumiére.

Il ne faut point admettre pour caufe de la fenfation une preffion de la part de l'objet extérieur , qui oblige le fluide nerveux à rétrocéder & à refluer du côté oppofé. Il eft plus vraifemblable que ce fluide eft, pour ainfi dire , attiré par le corps qui le touche , fuppofé néanmoins qu'il ne foit pas mis en mouvément à l'occafion du frottement des nerfs.

Tome L   **C c**

Si l'on alligne de la limaille de fer
qui puiffe fe mouvoir fans difficulté,
& que l'on approche l'aiman à l'une
des extrémités de la ligne, l'autre
extrémité eft attirée fur le champ.
On voit la même chofe dans les
expériences électriques ; l'aigrette
lumineufe fe retire lorfque l'on approche le doigt à l'un des bouts du
fil de fer électrifé, & ce mouvement
s'exécute avec une viteffe inexpri-
mable.

Cela nous fait concevoir pourquoi nous fentons un corps contigu
& privé de mouvement, lorfque les
fibrilles nerveufes s'en approchent,
même le plus doucement qu'il eft
poffible, quoiqu'alors ces fibres ne
foient nullement comprimées. Mais
s'il arrive que le nerf foit vivement
preffé ou déchiré par la rencontre
d'un corps dur, ce frottement ac-
célére le mouvement du fluide ner-

veux, les vibrations en font plus fortes, & l'on éprouve un fenti-ment douloureux. On voit encore par-là, felon la remarque de Hales, dans fon Hæmaftique, pourquoi, lorfqu'on s'eft légérement gratté la peau derriére l'oreille, on fent de certains frémiffemens qui fe com-muniquent très-promptement le long des nerfs jufquà la jambe qui eft du même côté.

Il ne faut pas appréhender que le fluide nerveux s'échappe aifément du corps, à moins qu'il ne foit ex-cité par des efforts confidérables ou par des douleurs aiguës. Il adhére aux nerfs, comme nous l'avons ex-pliqué; & felon la Théorie d'Ham-berges, il eft retenu dans les fibres médullaires & nerveufes, par la même raifon qui fait que le cerveau eft plus propre à fa fécrétion que les autres couloirs.

C c ij

S'il en faut croire le fameux Newton, le fluide nerveux, qui dans son
opinion ne différe pas de la matiére
de la lumiére, se meut dans les nerfs
à cause de leur homogénéité, aussi
facilement que la lumiére passe à
travers les corps transparens ou ho-
mogénes. Si cela est vrai, le fluide
nerveux peut être arrêté dans sa
course, lorsque les nerfs sont obs-
trués par une lymphe hétérogéne,
de même que la lumiére est interceptée par les corps opaques.

Après avoir ébauché la Théorie
des sensations, nous allons expliquer le Méchanisme du mouvement des muscles. Il y a sur ce point
des hypothèses que l'on admet com-
munément, qui nous paroissent trop
peu vraisemblables pour mériter notre suffrage. Cependant comme la
matiére est difficile, j'espére qu'on
nous permettra de hazarder quel-

ques conjectures, qui, bien qu'elles
ne foient pas tout-à-fait certaines,
auront au moins les graces de la
nouveauté.

Si l'on prend deux cordes de boyau
ou de chanvre lâches & parallèle-
ment fufpendües, & qu'on leur donne une forte électrifation, on verra
ces fils qui étoient auparavant à quelque diftance, fe rapprocher l'un de
l'autre. Cette expérience eft à la portée de tout le monde.

Si l'on met un petit cylindre entre les deux cordes, pour empêcher
qu'elles ne fe touchent, après l'é-
lectrifation ces cordes en s'appro-
chànt fe rouleront autour du cylindre, & deviendront par conféquent
plus courtes.

Il y a donc dans les fibres électrifées une force qui les oblige à fe
joindre, & qui les comprime, lorfqu'un corps interpofé s'oppofe à leur

union. Le contact augmente cette
force, qui croît en raifon doublée
de la proximité refpective des corps
qui en font affectés. L'électrifation
pouffée à fon dernier période, produit ici un effet furprenant. J'ai vû
fouvent avec admiration que l'ai-
guille aimantée qui a été électrifée,
fuit le doigt qu'on lui préfente avec
plus de promptitude que fi on lui
préfentoit du fer. M. Jallabert, célébre Profeffeur de Mathématique
à Genève, ayant attaché des fon-
nettes aux deux cordons dont on a
parlé, les a vûes s'approcher, &
rendre des fons vifs & mefurés, lorfqu'il les électrifoit. Le carillon cef-
foit avec l'électrifation.

Nous fuppofons comme un principe avoué, que notre ame peut à
fon gré imprimer au fluide nerveux
un mouvement très-rapide, ou augmenter confidérablement la vîteffe

de fes ondulations. Or, puifque l'expérience nous apprend que la force
électrique croît à proportion de la
vîteffe avec laquelle on exécute l'é-
lectrifation, & puifque cette augmentation de force oblige les filets
qui ne font pas trop tendus à fe rapprocher, il y a apparence que notre
ame a le pouvoir de contraindre les
fibres des mufcles à fe joindre, & à
former un plus gros volume.

Nous fçavons par l'Anatomie que
les vaiffeaux fanguins font tellement
difpofés, qu'ils coupent obliquement
les mufcles; & ceux qui font inf-
truits que la contraction des mufcles
augmente le mouvement du fang,
n'ignorent pas non plus que les vaiffeaux fanguins cédent difficilement
à l'effort des fibres; mais fi l'on
conçoit que les fibres mufculaires
qui étoient auparavant féparées par
quantité de petits cylindres, s'ap-

prochent réciproquement , ſe rou-
lent & s’entortillent de toute part,
on ſera contraint d’avouer que le
muſcle doit ſe rider dans toute ſon
étendue , conformément à l’obſer-
vation de Hales , faite ſur des grenouilles , & qu’il doit par conſéquent s’accourcir & faire effort ſur
la puiſſance antagoniſte.

Il s’enſuit de-là que l’effet de la
contraction du muſcle doit être de
le rendre plus ferme & plus grêle ;
c’eſt ce dont j’ai eu occaſion de me
convaincre de mes propres yeux ,
par l’inſpection d’un paralytique
émacié , en qui le muſcle biceps
étoit ſi apparent , qu’en ayant ap-
proché le cylindre de fer électriſé ,
quoique les fibres fuſſent très-con-
tractées , je vis les couches fibreu-
ſes devenir de tout côté paralléles à
l’axe du muſcle , lorſque je tirois le
bras en haut.

Cette

Cette expofition du mouvement mufculaire nous donne la raifon d'un fait qui n'a jamais été bien expliqué dans aucune autre hypothèfe : c'eft à fçavoir, pourquoi, lorfqu'on plonge le bras dans un vafe plein d'eau, la furface du liquide s'abaiffe fi l'on ferme la main, & s'éleve fi on l'ouvre.

Mais ce qui donne le plus de probabilité à notre fentiment, c'eft l'incroyable vîteffe de ce mouvement mufculaire, qu'on ne fçauroit expliquer en admettant des véficules, comme l'a fait entendre M. de Moliéres, dans les Mémoires de l'Académie des Sciences.

En fuppofant les véficules, la vîteffe du fluide nerveux qui coule dans le nerf d'un mufcle, eft aux véficules qui le gonflent, comme la fection transverfale de ce mufcle à la fection du nerf ; or cette fection

Tome I. D d

transverfale du mufcle étant un million de fois plus grande que les pores de fon nerf pris à la fois, la vîteffe du fluide nerveux fera mille fois moindre dans les véficules que dans l'étendue du nerf, c'eft-à-dire, que le mouvement qui tranfmet la fenfation au cerveau, fera un million de fois plus lent que dans notre hypothèfe.

Cependant il eft certain par l'expérience, que la vîteffe avec laquelle le mufcle fe contracte, foit en conféquence de l'acte de notre volonté, foit à l'occafion d'une impulfion étrangére, égale la vélocité des fenfations. Ainfi le fyftême des véficules ne fçauroit s'accorder avec le mouvement mufculaire.

C'eft en vain qu'on a autrefois objecté à Willis, qui regardoit le fluide nerveux comme analogue à la lumiére, que fi cela étoit, les nerfs feroient brûlés par ce fluide. Cette difficulté n'arrêtera pas ceux qui feront attention que les plus tendres fleurs & leurs étamines fi délicates, reftent long-tems expofées à l'ardeur des rayons du foleil fans en être endommagées. On fçait encore que lorfqu'on approche le doigt de l'aigrette lumineufe qui fort avec bruit de la barre de fer électrifée, on n'y fent aucune ardeur.

Je ne nie pas cependant que le fluide électrique foit accompagné d'un feu doux, dont l'action eft augmentée par l'électrifation. C'eft-là la vraie chaleur innée, à laquelle les liquides font redevables de leur fluidité, comme les nerfs de leur fentiment, & les mufcles de leur mouvement.

Si l'on demande à préfent comment la faculté motrice qui régle tout le méchanifme de l'homme,

peut communiquer à ce fluide le
mouvement rapide de progreſſion &
d'ondulation que ſes fonctions exi-
gent ; je répondrai que cette queſ-
tion eſt liée avec le ſyſtême phyſique de la cauſe de la peſanteur &
de l'accélération du mouvement
dans la chute des corps graves.

Théorie de l'Hémiplégie.

ON appelle Hémiplégique, celui qui a perdu le libre uſage
de ſes membres du côté droit ou du
côté gauche, par la privation totale, ou la diminution conſidérable
du ſentiment ou du mouvement
muſculaire, ou de l'un & l'autre à
la fois.

La cauſe de l'hémiplégie conſiſte
en ce que le cours du fluide nerveux eſt interrompu dans les nerfs

de l'un ou de l'autre côté du corps : fi l'un des côtés, foit de la moëlle de l'épine, foit de la moëlle allongée, fe trouve affecté, il faut néceffairement que les nerfs, & par conféquent les mufcles du même côté s'en reffentent.

Le cours du fluide nerveux eft interrompu, lorfqu'il n'a plus affez de force pour vaincre la réfiftance des obftacles qu'il rencontre : ainfi le défaut de fentiment & de mouvement doit être attribué ou à la foibleffe de la faculté motrice du fluide nerveux, ou à la fupériorité des puiffances qui s'oppofent à fon paffage, ou à ces deux caufes enfemble.

1°. La foibleffe du fluide nerveux vient de la diminution de fa quantité ou du retardement de fa vîteffe.

La diminution de fa quantité eft en raifon compofée de la diffipation

d'une part ; & de l'autre , du défaut
de rétabliſſement.

Toutes choſes égales , la perte
du fluide nerveux eſt proportionnée
aux évacuations ſenſibles , telles
que les dévoyemens , les hémorra-
gies , les ſueurs , &c. ou inſenſibles ,
comme ſeroit une trop grande tranſ-
piration. Il faut encore avoir égard
aux efforts que l'on fait. En épui-
ſant les forces , ils conſomment une
partie du fluide nerveux. Les douleurs & les paſſions violentes peuvent même en tarir la ſource.

Le fluide nerveux ſe répare par
la nourriture & le ſommeil, & par
conſéquent cette réparation eſt d'autant moins conſidérable , que l'on
jeûne & que l'on veille plus long-
tems.

Lorſque la puiſſance motrice ne
fait que de médiocres efforts , c'eſt
une marque de la lenteur propor-

tionnelle du fluide nerveux , car
dans tous les fluides la vîteffe eft
comme la racine de la force qui
leur a été communiquée. Il eft d'expérience que les enfans & les vieil-
lards agiffent foiblement , & par
conféquent le fluide nerveux coule
chez eux plus lentement que dans
les adultes. Il en eft de même des
convalefcens par rapport à ceux qui
jouiffent d'une bonne fanté , & des
pituiteux par rapport aux bilieux.
Au refte , comme la faculté motrice veille fans ceffe à la confer-
vation & au rétabliffement de notre
fanté , elle n'employe fes forces que
felon le befoin. Plus ce befoin eft
preffant, plus nous lui voyons faire
d'efforts. Par la raifon des contraires , s'il n'y a pas de motif qui détermine à agir, le fluide nerveux
s'arrête & ne circule point dans les
membres, ou fi ces motifs n'ont lieu

qu'à l'égard de certaines parties, l'influence du fluide nerveux dans les autres fera moindre à proportion, & peut-être nulle.

Il faut remarquer que les organes du mouvement ont été donnés aux animaux pour les mettre en état, non-feulement de fe procurer les chofes néceffaires, telles que la nourriture, mais encore de fuir & d'éloigner ce qui leur eft nuifible. Les membres extérieurs dont le mouvement dépend de notre volonté, font à la vérité des inftrumens très-propres à faifir ce qui eft bon, & écarter ce qui eft mauvais; mais les organes internes ont en premier lieu des nerfs qui nous donnent le fentiment des objets agréables, & la connoiffance des objets pernicieux; & en fecond lieu des fibres mufculeufes qui fervent à retenir & ufer des uns, comme à nous

faire rejetter les autres. Le plaifir &
la douleur font donc les principaux
motifs qui nous excitent. La faim
nous détermine à chercher des alimens, à les mâcher, à les avaler,
à les digérer ; le mal d'eftomac pro-
voque les naufées & le vomiffement.
Ces efforts ne font point l'effet du
hazard : ils ont un but certain qui eft
l'utilité de l'animal, & ils s'exécu-
tent à l'aide des organes les plus
convenables.

Ainfi, lorfque le fommeil ou la
pareffe engourdiffent la faculté motrice, au point de lui ôter tout fentiment de plaifir ou de douleur, on
n'a dès-lors rien qui détermine à
agir, quoique les forces ne manquent pas; l'action des mufcles ceffe
totalement, quelquefois même en
veillant on fuit tout ce qui fent la
peine & le travail. Nous voyons
tous les jours des enfans fi lourds &

fi ftupides, qu'ils ne daignent pas
remuer la langue pour parler. On
diroit qu'ils font muets, jufqu'à ce
qu'enfin les menaces & les coups les
engagent à faire des efforts, & les
accoutument à l'ufage de la parole.

Dans les grandes paffions le mouvement mufculaire eft interrompu;
à peine fent-on même l'impreffion
des objets extérieurs. S. Auguftin
parle d'un Prêtre de fa connoiffance, dont l'imagination étoit fi
forte, qu'il entroit en extafe quand
il vouloit, & devenoit infenfible en
cet état à tout ce qu'on pouvoit lui
faire. Et Tulpius raconte d'un jeune
homme, que fe voyant méprifé par
une fille qu'il aimoit, il tomba dans
une maladie foporeufe, dont il ne
fut pas poffible de le retirer, jufqu'à
ce qu'on lui eut annoncé que fa maî-
treffe avoit pour lui du retour.

On voit auffi des perfonnes qui,

pour fe fouftraire à une douleur que
le mouvement aigrit, reftent dans
une entiére inaction, quoique leurs
forces ne foient point altérées. Une
perfonne digne de foi m'a dit qu'un
goutteux qui gardoit le lit depuis
plufieurs années, & qui fembloit ne
pouvoir pas fe remuer, avoit recouvré fur le champ la faculté de fe
mouvoir, à l'occafion du péril auquel il fut expofé par la méchanceté
de quelques brigands qui avoient
mis le feu à fon lit. Ce pauvre homme fe voyant environné de flam-
mes, & près d'être fuffoqué par la
fumée, échappa au danger immi-
nent qui le menaçoit, en fe fauvant
à toutes jambes. Valleriola, Docteur de Montpellier, rapporte un
trait pareil d'un paralytique, dans
la quatriéme Obfervation de fon
fecond Livre. On lit encore dans
l'Hiftoire Romaine, qu'un jeune

homme qui avoit été long - tems
muet, voyant fon pere près d'être
tué par un Soldat, recouvra à l'inftant l'ufage de la parole, & détour-
na par fes cris le coup qu'on alloit
lui porter.

C'eft un fait digne d'admiration,
qu'en quelque endroit que le cerveau
& le cervelet foient entamés par une
bleffure, rongés par un ulcère, endommagés par une fracture ou une
contufion, ces accidens font auffitôt fuivis de l'apoplexie ou de l'hémiplégie, & qu'en même tems les
organes vitaux, comme le cœur &
les poumons, dont les nerfs tirent
leur origine d'autres parties du cerveau, ne laiffent pas d'exercer leurs
fonctions, & de conferver leurs forces, tandis que les autres mufcles de
la moitié ou de tout le corps tom-
bent dans la paralyfie, & perdent à
la fois le fentiment & le mouvement.

Quelques - uns attribuent cette prérogative des organes vitaux ou tiſſu du cervelet, parce qu'ils croient que les nerfs de ces organes n'abou- tiſſent point ailleurs : la ſubſtance du cervelet , diſent-ils , étant plus ferme & plus compacte, réſiſte mieux à la compreſſion cauſée par les ac- cidens dont on a parlé.

Mais il y a plus de vingt expé- riences qui prouvent que le tiſſu du cervelet n'eſt pas plus ferme que celui du cerveau : d'ailleurs il eſt faux que les nerfs du cœur & du poulmon s'inférent ſeulement dans le cervelet, ou du moins cela n'eſt pas démontré. Enfin l'excès de ſo- lidité que l'on prête à cette partie ne l'affranchit pas des contuſions , des inflammations , des bleſſures : on ſe trompe même groſſiérement , lorſqu'on cite certaines expériences qui favoriſent l'opinion que je com-

bats. On dit, par exemple, que ſi
l'on ôte le cervelet à un chien, &
le cerveau à un autre dans un tems
égal, le premier meurt ſur le champ,
tandis que le ſecond vit un tems
conſidérable après l'opération. J'ai
répété cette expérience plus de ſix
fois., & j'ai conſtamment trouvé que
l'animal à qui l'on coupe le cervelet, ne meurt pas plutôt que celui à qui on enleve le cerveau; mais
que tous deux conſervent également la vie un peu plus d'un quart-
d'heure.

Je me ſouviens d'un homme de
quarante ans, qui ſe bleſſa griéve-
ment à l'occiput en tombant, il y
a environ cinq années. Il fut d'abord
attaqué d'un carus profond qui dura
huit jours. Nous l'ouvrîmes quand
il fut mort, & nous lui trouvâmes
au milieu du cervelet un abſcès qui
avoit autant d'étendue que le doigt

index , & qui , quoiqu'il eût certainement altéré le cervelet , n'avoit pas empêché le sujet de vivre durant plusieurs jours.

N'est-il pas vraisemblable qu'alors le fluide nerveux passant par d'autres nerfs qui tirent leur origine du cerveau , se porte au cœur avec une force suffisante pour le mouvoir tout entier , & compenser la partie du fluide supprimée par les obstructions ? S'il est vrai que la faculté motrice qui veille à la conservation de notre individu , doit déployer toutes ses forces , quand il s'agit de lui prolonger la vie , elle doit par conséquent , lorsque le cerveau ou le cervelet sont comprimés ou blessés , n'envoyer que dans les nerfs du cœur & du poulmon la quantité de fluide dont elle dispose , & négliger les membres dont le mouvement est moins nécessaire à la vie, parce qu'auſſi-bien ce foible ſecours employé en faveur de ceux-ci, deviendroit inutile à ſon but.

Les Modernes répondront que, pour remplir des vûes ſi ſages, il faut ſuppoſer dans la faculté motrice le ſens & l'intelligence dont elle eſt totalement privée. Mais quand nous dirions que les animaux ſont de purs automates, on ne ſçauroit nier que Dieu n'ait pû diſpoſer les reſſorts de ces admirables machines, de ſorte que l'on apperçoive en elles les mêmes mouvemens, que nous paroiſſons attribuer à un principe doué de ſentiment & d'intelligence.

Cependant que nos adverſaires ne ſe flattent pas d'expliquer les mouvemens vitaux, tels que celui du cœur, par les loix de la méchanique & de l'hydraulique, s'ils n'ont pareillement recours à une puiſſance motrice toujours agiſſante. Qu'ils écoutent

écoutent fur ce point Alfonfe Bo-
relli le Prince des Méchaniciens.
« L'expérience, dit-il, nous démon-
» tre que l'ame eft le principe de la
» caufe efficiente du mouvement
» dans les animaux. Tout le monde
» eft convaincu de cette vérité,
» parce que tout le monde voit que
» c'eft par l'ame que les animaux
» vivent, & qu'ils confervent le
» mouvement tant qu'ils font vivans;
» mais dès qu'ils font morts, c'eft-
» à-dire, lorfque leur ame n'exerce
» plus de fonctions, leur machine
» eft privée d'action & de mouve-
» ment. »

J'avoue que Boerrhaave, cet homme recommandable par tant d'autres
endroits, a prétendu que le cœur
eft toujours en mouvement, mouvement qu'il communique originai-
rement au fluide nerveux, & qu'il
reçoit enfuite de lui dans fa même

Tome I. E e

proportion ; d'où il concluoit que dans cette occafion l'effet précéde fa caufe. Voyez le Difcours huitié-me, que l'honneur du Médecin con-fifte à être efclave de la nature pour l'ordonnance. Mais ce fentiment ne fera jamais celui des perfonnes ver-fées dans la Méchanique. Pour que le fluide nerveux foit capable de mouvoir le cœur, il faut qu'il ait une vîteffe de près de 32400 pieds dans une feconde, comme nous l'a-vons démontré ; or le fang qui ar-rofe le cerveau ne peut pas commu-niquer une pareille vîteffe au fluide nerveux, puifqu'il ne parcourt lui-même dans l'aorte qu'un efpace de demi-pied au plus chaque feconde. On fçait d'ailleurs par l'Hydrauli-que & par l'Anatomie, que dans les branches les plus éloignées de l'aor-te le fang a un mouvement cinq mille fois plus lent que dans le tronc.

De plus, il eſt certain qu'il paſſe à peine au cerveau la dixiéme partie du ſang que le cœur envoye; or la force contractive de ce viſcère eſt départie à toute la maſſe du ſang, donc la force diſtribuée dans la maſſe eſt dix fois plus grande que celle du ſang qui parvient au cerveau & au cervelet; & quand cette derniére force ſeroit employée toute entiére à mouvoir le cœur, elle ſe trouveroit dix fois moindre qu'il ne faut: car il eſt abſurde, ſelon les principes de la Méchanique, d'admettre un effet ſupérieur à ſa cauſe. Cette ſcience nous apprend que le plus grand effet que puiſſe produire la machine hydraulique la plus parfaite, eſt à la force du fluide qui la meut, comme quatre à vingt-ſept. C'eſt ce qui a été démontré par Meſſieurs Parent, Bernoulli, Pitot & Belidor.

E e ij

2°. La réfiftance qui s'oppofe au fluide nerveux dans la contraction du mufcle, vient du nerf qui doit être tiré, ou du membre qui doit être mû.

Quoi qu'en dife l'Ecole, il n'y a point de réfiftance infurmontable par elle-même dans le corps humain. On peut regarder une réfiftance quelconque comme la puiffance qui doit être mûe, & elle le fera infailliblement par le choc d'un corps quelconque, à moins qu'elle ne foit infinie. Lorfque le fluide nerveux, quoique chaffé avec la force qu'il a coutume d'avoir, ne peut pas s'ouvrir une route le long des nerfs, c'eft une marque d'augmentation de réfiftance dans ceux-ci.

La réfiftance augmente, foit dans le nerf, foit dans les fibres médullaires, ou par le vice du fluide nerveux, ou par celui des filets nerveux. Le fluide nerveux est affecté, 1°. lorsque la lymphe nerveuse dont il est composé, devient trop visqueuse. Les vapeurs minérales qui sont chargées d'un acide vitriolique produisent cet effet; d'où vient que ceux qui travaillent aux mines sont sujets à l'hémiplégie. 2°. Lorsque cette lymphe est condensée par le froid ; ce qui fait que le froid cause souvent des stupeurs & des paralysies. 3°. Lorsqu'un sang visqueux, scrophuleux, rachitique, communique ces mauvaises qualités à la lymphe qui passe dans les nerfs.

Il se forme des obstructions dans les filets nerveux, lorsque les nerfs souffrent quelque compression dans le cerveau ou dans la moëlle de l'épine, soit en conséquence des tumeurs inflammatoires, schirreuses, scrophuleuses, variqueuses, ou molles en général, qui vicient les tu-

niques des nerfs ou les parties voifines, foit en conféquence des excrefcences charnues ou offeufes,
des luxations & des fractures.

Car il arrive aux nerfs comprimés
la même chofe qu'aux fils électrifés,
fi l'on approche d'eux des corps
étrangers d'un plus grand volume.
Alors le fluide électrique fe détourne
de fa route, & venant à paffer dans
les corps qui le compriment, il
abandonne les filets nerveux. De
même, fi l'on preffe le fil électrifé
dans fa longueur, ou fi on le touche du bout du doigt, les étincelles
ceffent à l'inftant de paroître dans
les autres parties du fil ; cela doit
pareillement arriver aux filets nerveux qui ont une vertu électrique
fort inférieure.

On fçait même que les fils d'archal foiblement électrifés n'étincel-
lent point lorfqu'ils font humectés

ou falis par quelque chofe d'humide;
il n'eft donc pas furprenant que les
fibres nerveufes perdent le fentiment
& le mouvement, quand elles ont
été abreuvées d'une lymphe féreufe,
corrompue, purulente. C'eft pour
cela que dans l'hydrocéphale, en
même tems que les fibres médullaires fouffrent compreffion, le fluide
nerveux eft abforbé, & ne peut plus
couler dans les nerfs.

Enfin la faculté de fentir & de fe
mouvoir ceffe dans les nerfs lorfqu'ils ont été bleffés, coupés ou
rongés par quelque ulcère, enforte
qu'il y ait folution de continuité :
car le fluide électrique ayant peu de
vertu dans le corps d'un homme qui
n'eft pas électrifé, & ne s'étendant
pas au-delà de la fuperficie des fibres nerveufes, fa force électrique
eft aifément interceptée, comme il
arrive aux cordons & aux fils foiblement électrifés.

Si l'immobilité du muscle vient
de ce qu'il a été coupé, & ne sçau-
roit par conséquent être contracté,
ou de ce que les membres ne peuvent être fléchis, soit parce qu'ils
sont gênés par un poids trop considérable, soit parce qu'ils sont devenus trop roides, ou qu'il s'y est
formé une ankilose ; ce n'est point-
là ce qu'on appelle Paralysie, &
conséquemment ces vices n'appartiennent point à la théorie de l'hémiplégie.

Quelques-uns partagent les fonctions des nerfs, s'imaginant que les
uns ne sont destinés qu'au mouvement ; & les autres qu'à la sensation ;
par où ils prétendent expliquer pourquoi dans l'hémiplégie le mouvement reste après la suppression du
sentiment & au contraire ; & encore
pourquoi les membres sont agités de
mouvemens convulsifs dans l'épilepsie,

lepfie, quoiqu'ils foient infenfibles.
Mais l'expérienee détruit cette opinion : car comme dans l'état de fanté
il n'y a pas une feule partie du corps
qui ne foit fenfible , & où la plus
petite piquûre ne puiffe faire impreffion, il faut qu'il n'y ait aucun
endroit où l'on ne rencontre des fibres nerveufes douées de fentiment ;
or fi tout le corps eft parfemé de fibres fenfibles , & fi la pénétration
eft impoffible, on n'y fçauroit placer
des nerfs mobiles qui ne foient en
même tems fufceptibles de fenfation.

Dans l'hémiplégie le mouvement
fubfifte fouvent dans une partie du
corps, par exemple, dans la main,
quoique la peau qui la couvre foit
privée de fentiment. Il n'y a rien en
cela qui doive nous furprendre : car
alors il n'y a que les nerfs cutanés
qui foient affectés , comme j'ai été
à portée de m'en convaincre fouvent

Tome I.   F f

par la faignée du poignet ; mais les nerfs moteurs, & les mufcles du bras qui fervent au mouvement de la main ne font point endommagés. Il peut encore arriver que les nerfs qui aboutiffent aux mufcles foient vitiés, fans que les nerfs cutanés en fouffrent, d'où fuit la ceffation du mouvement, tandis que la fenfation perfévére.

Pour que la fenfation fubfifte, c'eft affez que les conduits nerveux ne foient point engorgés, & que le fluide électrique circule librement. Alors le fimple contact fuffit pour ébranler & chaffer ce fluide, de même que dans une fuite de refforts liés les uns aux autres, dès que l'on touche à la détente du dernier, le premier fe débande auffitôt. A l'égard du mouvement mufculaire, il requiert une force plus grande, & peut-être exige-t-il l'écoulement du fluide nerveux depuis le cerveau jusqu'aux muscles. Ainsi, en suppofant que les conduits nerveux sont libres, mais que la force néceffaire à la circulation du fluide manque, on ne doit pas s'étonner que le fentiment refte dans un nerf après que le mouvent a ceffé.

Dans l'apoplexie tous les membres font dans l'inaction, quoique le mouvement du cœur & de la poitrine ne foit pas interrompu. Dans l'épilepfie les forces vitales perfévérent, les membres ont même plus de vigueur, tandis que les organes extérieurs perdent le fentiment. Mais il faut bien remarquer que l'ame ne fouffre jamais d'affaut plus terrible, que lorfque le cerveau où elle réfide eft embarraffé par des obftructions fubites ; faifie alors d'une crainte bien fondée, le fentiment le plus foible cédant au plus

fort, l'ame n'est plus touchée des
objets étrangers , c'est-à-dire, que
les objets extérieurs comme étant
d'une moindre conséquence , ne
font sur elle aucune impression.
L'horreur de la mort semble l'exciter à faire les plus grands efforts
pour conserver la vie , c'est-à-dire ,
pour entretenir le mouvement du
cœur & du poulmon , efforts d'autant plus naturels , qu'elle y est ac-
coutumée dès l'instant de sa naiffance. Faut-il donc être surpris de
la continuation de ces mouvemens ,
tandis qu'il reste encore quelques
forces ? De plus, comme il arrive ,
lorsque l'attaque d'apopléxie dure
quelque tems , que le réservoir du
fluide nerveux , par défaut de fécrétion , tarit presqu'entiérement ,
il est de la fagesse du principe intelligent qui régit l'œconomie ani-
male , quel qu'il foit , foit l'ame , fi

vous voulez, ou Dieu même, de ménager avec soin le peu qui reste de fluide nerveux, & par conséquent de forces, en le distribuant tout entier dans les organes vitaux aux dépens des autres organes moins nécessaires à la vie. Par où l'on voit que le mouvement du cœur & la respiration peuvent s'exécuter malgré l'extinction du sentiment.

Dans l'épilepsie les efforts convulsifs durent quelques minutes, parce que les méninges étant fortement contractées, le fluide nerveux, pour lever peut-être les obstructions, & dégorger les tégumens du cerveau, coule en même tems dans les nerfs qui y aboutissent : mais l'ame dans un péril si pressant ne fait pas d'attention à de légères atteintes; je dis légères, car si l'on employe des moyens violens, comme l'émétique, les scarifications & les liga-

tures, on parvient à exciter la fenfation dans l'épileptique, de même
que dans l'apopleétique. Au refte,
il n'y a pas de doute que l'ame eft
puiffamment affeétée dans ces attaques; car dans l'accès on voit la
plûpart des Epileptiques témoigner
évidemment l'effroi dont ils font
faifis par des cris plaintifs, par l'é-
garement des yeux & par l'altération
du vifage.

On objeéteroit en vain que les
Epileptiques ne fe fouviennent plus
quelque tems après de ce qui s'eft
paffé dans le paroxifme. On fçait
que nous oublions fouvent les fon-
ges effrayans & les terribles inquié-
tudes dont nous avons été agités
pendant le fommeil.

Les membres paralytiques devien-
nent quelquefois par fucceffion de
tems maigres & fecs. Lorfque le
cours du fluide nerveux ceffe entié-

rement, il faut de néceffité que les
fibres nerveufes qui entrent dans la
compofition de prefque toutes les
parties molles, fe defféchent & s'am-
maigriffent, furtout fi l'acrimonie fe
mêle dans les fluides : mais lorfque
les fibres font imbibées d'une humeur féreufe, comme dans ces circonftances, il n'y a plus de mouvement mufculaire ; d'où il fuit que
les fibres n'étant plus contractées,
n'ont pas la force d'expulfer la fé-
rofité, & que le membre paralytique ne tranfpire plus ; il faut que
les vaiffeaux fe relâchent, & qu'ils
oppofent une moindre réfiftance au
cours des fluides. De-là vient qu'ils
fe diftendent, & que la partie affectée de paralyfie augmente de volume.

Cependant s'il n'y a point d'altération dans le fang, il peut fe faire
que le membre paralytique conferve

pendant plufieurs années fa fermeté
& fon embonpoint ; car s'il eft vrai
que le principe de la circulation du
fang foit dans le cœur ; & fi l'élafticité plus ou moins confidérable des
artères , des veines & des vaiffeaux
lymphatiques ne gêne point la liberté de ce fluide, rien ne l'empêche de circuler dans les membres
affectés de paralyfie, fans y former
aucune tumeur. Il eft certain que
le pouls du bras paralytique eft auffi
fort que celui du côté fain ; & c'eft
une erreur de croire que l'élafticité
des vaiffeaux fait quelque chofe à
la circulation du fang. On en fera
convaincu , fi l'on fait attention que
les fluides n'acquierent aucun degré
de vîteffe pour couler dans des canaux qui ont quelque force élaftique. Les Fontainiers fçavent que ,
toutes chofes égales , l'eau n'eft pas
plus gênée dans des conduits de

plomb que dans des tuyaux de cuir ou de verre.

Je n'ai presque point vû d'hémiplégie invétérée, qui ne rendît les membres du malade roides & contractés. Il y a cependant beaucoup moins de roideur dans les hémiplégiques que l'épilepsie a rendus tels. Pour revenir aux premiers , une chose remarquable, c'est qu'ils ont l'épaule pendante, le bras plié horizontalement ; ce qui vient de l'accourcissement du biceps. Leurs doigts sont si courbés & si roides , qu'on les romproit plutôt que de les étendre , & leurs ongles rentrent quelquefois dans la paume de la main.

C'est donc avec raison que nos Anciens distinguoient deux sortes de paralysies ; l'une causée par relâchement , l'autre par rétraction. Ainsi cette définition des Modernes , que

la paralyfie eft la privation du mouvement & du fentiment, avec ré-
laxation des parties, nous paroît
fauffe.

Il eft aifé d'expliquer cette roideur, qui provient de ce que l'em-
boëture des articles, & l'infertion
des tendons manquent de fynovie.
L'immobilité du membre eft caufe
de la fuppreffion de ce fuc nourricier, parce qu'il n'y a que le mouvement des mufcles qui puiffe l'exprimer & le filtrer en fuffifante quantité.

Les mufcles fléchiffeurs étant en
plus grand nombre & plus gros que
les extenfeurs, la force élaftique
opére une plus forte contraction
dans ceux-là que dans ceux-ci.

Les parties affectées de paralyfie
font ordinairement froides, par le
défaut du fluide électrique qui devroit couler dans les nerfs. Or je

ne doute pas que ce fluide ne foit la principale caufe de la chaleur naturelle : d'ailleurs les particules ignées n'étant point excitées par le mouvement des mufcles, reftent enfevelies dans le membre paralytique. Cependant la chaleur de l'été & la rigueur de l'hiver n'affectent point les Hémiplégiques.

J'ai obfervé plufieurs fois que les mains des Paralytiques fortement contractées pendant le jour, s'ouvrent la nuit, & s'étendent comme d'elles-mêmes, furtout le matin, lorfque le fluide électrique, excité par la chaleur du lit, s'eft infinué dans les nerfs de ces parties : mais ce phénoméne arrive plus aifément aux Paralytiques qui ont été électrifés la veille.

J'ai fait depuis quelques mois des obfervations fur une femme hémiplégique du côté gauche depuis fix ans, qu'il faut purger tous les mois, fans quoi elle fouffre dans le côté malade des convulfions de plufieurs heures, & les jours fuivans elle eft agitée de tremblemens convulfifs. Divers Auteurs ont remarqué ce phénoméne, qu'ils prennent à jufte titre pour un accès d'épilepfie.

Ne doit - on pas conclure de-là que la paralyfie ne vient pas d'une obftruction totale dans les nerfs, mais de ce que le fluide nerveux manque de force pour circuler dans ces parties ; ce qui fait que dans les fortes attaques d'épilepfie, les membres paralytiques fouffrent convulfion.

Traitement de l'Hémiplégie.

LA première régle de la Médecine confifte à détruire par les contraires la caufe de la maladie, que l'on suppose déja connue. La paralysie vient de ce que le fluide nerveux destiné à circuler du cerveau jusqu'aux muscles, & des organes au cerveau, est arrêté dans son cours; ce qui arrive lorsque ce fluide trouve une résistance supérieure dans les conduits déférens; c'est-à-dire, dans les fibres nerveuses. Il est donc question d'augmenter la force du fluide nerveux, au point de vaincre la résistance que ces canaux lui opposent; ou ce qui revient au même, de diminuer cette résistance.

La force du fluide nerveux s'augmente à proportion de l'accroissement de son volume ou de sa quantité. Lorsque le défaut de nourriture ou de trop grandes évacuations l'ont affoibli, on peut le rétablir par de bons alimens, par des astringens & par des cardiaques. S'il est épuisé

par les veilles, le travail, la douleur, il faut ordonner les foporatifs,
les anodins & le repos. Au refte,
cette débilité du fluide nerveux ne
fait pas une vraie paralyfie, quoique toutes ces caufes aigriffent le
mal.

On augmente la force du fluide
nerveux fans augmenter fa maffe,
lorfqu'on excite la faculté motrice
à agir plus puiffamment, ou lorfqu'on communique une plus grande
vîteffe à ce fluide par le moyen des
agens extérieurs. Pour exciter la faculté motrice, & la tirer de fon af-
foupiffement, rien de plus efficace
que les paffions vives, telles que
la colère, la fureur, la vengeance.
On rapporte plufieurs exemples de
Paralytiques qui ont été guéris par-
là; & Galien leur recommande ex-
preffément de fe fâcher. On peut
encore réveiller la faculté motrice

par les piquûres , par les frictions
chaudes , féches & réitérées , par
les finapifmes , par l'application des
orties. Un Médecin de Montpellier
qui exerce la Médecine à Arles , dit
qu'il a guéri plufieurs Paralytiques
par ce moyen. On fe fert utilement
du fouet que les Italiens appellent
Battitura , & dont ils recommandent
l'ufage en cette occafion. Appli-
quons ici les piquûres caufées par
les étincelles électriques , les bains
chauds , les fumigations , &c.

Pour diminuer la réfiftance des
conduits nerveux , il faut réfoudre
& atténuer la lymphe ténace & vifqueufe qui les embarraffe , en em-
ployant des remédes fpiritueux , les
aromates , les eaux fulphureufes de
Barége , de *Baniéres* , &c. en Bi-
gorre , de *Bagnols* dans le Gevaudan , de *S. Laurent* en Vivarais , ou
des eaux moins fortes , comme

celles de *Rennes*, de la *Malou* en Languedoc, d'*Aix* en Provence, &c. Toutes ces eaux doivent être préférées à l'égard des malades qui sont vigoureux, secs & maigres, lorsqu'on voit que la paralysie est entretenue par des matiéres acres & en même tems visqueuses, ou par des affections de rhumatisme, de colique, de goutte & autres impuretés. Mais à l'égard des tempéramens pituiteux, dont les humeurs sont paresseuses & les solides relâchés, il faut leur faire prendre des eaux chargées de sel marin, comme celles de *Balaruc* en Languedoc, de *Bourbon-Laney* en Bourgogne, de *Bourbonne* en Champagne, de *Digne* en Provence ; ou imprégnées de sel alcali, comme les eaux de *Vichi* & du *Mont-d'Or* en Auvergne, de *Sainte Reine* & de *Bourbon-l'Archambault* en Franche Comté,

de

de *Pougues* en Nivernois , &c.

Ces eaux ne doivent être prifes qu'après les préparations convenables , c'eft-à-dire les faignées , les purgations , les potions apéritives. Les différentes maniéres d'en faire ufage font la boiffon , le bain , foit à la fource , foit dans fa chambre , la douche , l'étuve. On en applique encore les boues en forme de cataplafme.

On diminue auffi la réfiftance des conduits nerveux par le fecours de la Chirurgie Médicale , en ôtant les os fracturés , en rétabliffant les luxations , en fupprimant les excrefcences charnues ou offeufes , les tumeurs fanguines ou pituiteufes qui compriment les nerfs , l'épine médullaire , le cerveau & le cervelet. Si la compreffion vient d'une caufe externe , comme d'une réplétion de fang ou d'humeurs , on a recours à

la faignée & à la diéte. S'il faut diminuer l'abondance de la lymphe
& des férofités, on y parvient par
les délayans, les diurétiques & les
fudorifiques.

Lorfque l'hémiplégie provenue
d'une caufe interne, ayant été pré-
cédée de l'apoplexie, de l'épilepfie
& du carus, réfifte aux remédes ordinaires, enforte que l'on s'apperçoive clairement qu'elle a pour principe une lymphe groffiére & lente,
jointe à l'atonie des folides. Ce mal
qui jufqu'à préfent a paffé pour mor-
tel & incurable, peut être guéri,
ou du moins foulagé par le nouvel
art de l'électrifation. Voici comment on y procéde. On a un globe
de verre que l'on touche avec la
main ou avec un couffinet, tandis
qu'il tourne avec vîteffe fur fon
axe, on approche de ce globe un
fil ou une barre de fer fort longue,

qui reçoit le fluide électrique. Si
quelqu'un, placé fur un gâteau de
réfine, ou fur un efcabeau fufpendu
à des cordons de foie, touche du
bout du doigt le globe ou la barre
de fer, il eft électrifé. Si une autre
perfonne non électrifée, ou qui l'a
été plus foiblement, vient à le toucher, il en part auffitôt une étincelle
qui brille & pétille, & fait à l'un
& à l'autre une légère douleur,
comme d'une piquûre d'épingle.
Telle eft l'*électrifation* ordinaire.

Mais fi quelqu'un tient d'une main
un verre plein d'eau, & furtout
d'eau chaude, dans laquelle foit
plongée la barre électrifée, & que
de l'autre main il faffe partir une
étincelle en touchant la barre, il
fent alors une violente fecouffe que
l'on appelle *Commotion.* Quelques
Phyficiens fe font avifés depuis peu
d'enduire la furface intérieure du

globe de quelque réfine , gomme
ou drogue pareille. Ils prétendent
que par ce moyen on fait paffer dans
le corps de la perfonne électrifée
une vertu médecinale , qui devient
purgative , fi c'eft de la gomme-
gutte ou de la fcammonée , diurétique fi c'eft du baume , &c. Monfieur Pivati , dans fa Lettre à Monfieur Zanoti , intitulée l'*Electricité
Médicale* , dit avoir traités & guéris
trois malades par cette méthode.
D'autres fe contentent d'ordonner à
ceux qui fe font électrifés de tenir
ces médicamens dans la main. Monfieur Winkler attefte qu'en ce cas
la fcammonée produit un effet fenfible. Mais cette expérience n'a pas
réuffi à Turin , à Genève , à Paris ,
à Vérone , ni à Montpellier ; où on
l'a tentée il n'y a pas long-tems.

J'ai employé la fimple électrifa-
o n un quart - d'heure ou demi-

heure chaque jour pendant un ou deux mois. Après un intervalle de trois à quatre jours, j'y ai ajouté ce qu'on appelle la *Commotion partagée.* C'est celle que l'on communique à plusieurs personnes qui forment comme une chaine, en se tenant par la main. L'effet en a toujours paru moins considérable, que lorsqu'une seule personne tient le verre d'une main, & fait partir l'étincelle de l'autre. Je soumettois mes Hémiplégiques plusieurs fois le jour à ces sortes de commotions.

L'automne dernier j'en observai trois avec beaucoup d'attention, qui se faisoient électriser par une personne très-intelligente. Depuis le mois de Janvier jusqu'au milieu d'Avril j'ai fait électriser un nombre considérable de ces malades, avec le secours de M. Deidé de Montblanc, Conseiller de la Cour des

Aides, qui m'a fourni un lieu propre & le monde néceffaire pour
mes expériences. Elles ont fouvent
été honorées de la préfence de
M. Haguenot, Profeffeur, & de
M. Chaptal, Docteur en Médecine.
Nous avons furtout mis à profit la
politeffe & les offres obligeantes de
M. Le Nain, Confeiller d'Etat,
Intendant de cette Province. Ce
Seigneur, dont le nom eft au-deffus
de tous nos éloges, fourniffoit à
toute la dépenfe.

D'habiles gens nous ont frayé la
route dans cette méthode de traiter
l'hémiplégie; fçavoir, l'année derniére entr'autres, le célébre Profeffeur de Mathématiques à Genève, dont j'ai déja fait mention, &
qui m'honore de fes confeils & de
fon amitié; & en dernier lieu Monfieur Pivati, Médecin d'Italie, avec
M. Vérati, Profeffeur à Bologne,

qui ont guéri nombre de paralyfies, de rhumatifmes & de fciatiques. Les Philofophes & les Chirurgiens de Paris n'ont pas été auffi heureux, par la raïfon peut-être qu'ils traitoient des paralyfies caufées par des bleffures ou par des fractures, & qu'à l'égard des hémiplégies qui provenoient d'une caufe interne, ils ont électrifé trop foiblement ou trop rarement leurs malades, comme, par exemple, deux ou trois fois feulement. Pour moi, je vais dire quelle eft la maniére dont je me fuis conduit dans le traitement par la nouvelle méthode, & quel en a été le fuccès. J'uferai dans cette relation de la fincérité dont les honnêtes gens doivent fe piquer, & dont l'amour de la nouveauté ne doit jamais les faire départir.

On y verra quelle eft la force & la vîteffe du liquide enflammé qui

s'inſinue dans les nerfs , qui les
ébranle , qui briſe les obſtacles que
lui oppoſe une lymphe épaiſſie , &
qui rétablit les fibres trop relâchées.
Les hommes dévoués à l'étude de
la ſageſſe , à qui les phénoménes
électriques ne paroiſſent pas indi-
gnes de leur curioſité , jugeront
par-là ſi ces eſſais doivent être ſui-
vis de ſuccès plus conſidérables ,
lorſqu'ils auront été confirmés par
l'examen de la poſtérité , & par une
longue expérience.

Cette méthode eſt tout-à-fait con-
ſéquente. L'électriſation donne de
nouvelles forces au fluide électrique qui étoit endormi , & qui ne
couloit que difficilement dans les
nerfs ; elle ouvre les paſſages , elle
rompt les barriéres que des humeurs
phlegmatiques avoient élevées ; elle
rend aux nerfs l'élaſticité, la liberté,
le ſentiment ; elle ranime les fluides
qui

qui les arrofent en augmentant leur volume, leur vîteffe, & en rétabliffant leur reffort. Elle eft donc propre à guérir les hémiplégiques, ou à les foulager confidérablement, lorfque le mal trop invétéré paroiffoit fans reffources.

Tant que le fluide électrique circule dans tous les nerfs, & abbreuve également tous les mufcles, il ne fe peut faire aucune contraction, parce qu'ajoutant des forces égales à d'autres égales, les tons demeurent égaux, & l'équilibre eft confervé: mais fi par l'approche du doigt, ou mieux encore, de la barre de fer ou d'or, le cours du fluide électrique eft déterminé vers un certain mufcle, à l'inftant ce mufcle fe contracte, s'ébranle, & recouvre enfin fa liberté lorfqu'on répéte plufieurs fois l'expérience.

C'eft l'illuftre Profeffeur de Ge-
Tome I.   H h

nève , qui a le premier obfervé ce curieux phénoméne fur le bras d'un hémiplégique. Selon qu'il tiroit des étincelles de différens mufcles , on voyoit différentes parties du bras fe ployer ou s'étendre ; enforte qu'au gré de ce philofophe , (expériences que j'ai mille fois réitérées avec fuc- cès.) l'hémiplégique furpris , re- muoit , même malgré lui , tel ou tel doigt , l'avançoit ou le retiroit , le courboit ou le redreffoit. Il en étoit de même du col qui fe mou- voit en divers fens , à mefure que l'on en faifoit fortir du feu. Si l'on réfléchit attentivement fur ces faits , il fera aifé de concevoir que le fluide électrique eft très-propre à gonfler les nerfs & à mouvoir les mufcles , & que par conféquent il ne differe pas du fluide nerveux , ce qui eft la Thèfe que j'avois entrepris de prouver.

PREMIERE OBSERVATION.

Hémiplégie imparfaite, avec dé-
périssement de la vûe &
foiblesse de reins.

Janvier 1749.

LE nommé *Garouste*, Porteur de
chaise, âgé de soixante & dix
ans, d'une taille haute & fort ré-
plet, vint se faire électriser : il étoit
hémiplégique depuis dix ans. Quoiqu'il eût pris toutes sortes de remédes, il avoit les jambes si foibles,
qu'il ne marchoit qu'avec peine à
l'aide d'un bâton, & qu'il étoit
obligé de s'arrêter presqu'à chaque
pas. Il ne voyoit point de l'œil du
côté malade ; il se servoit difficilement de l'autre, & ne pouvoit pas
lire les lettres d'un caractère menu.
Sa main du côté paralytique étoit

H h ij

foible & prefque fans mouvement :
on eût dit qu'elle n'étoit pas à lui ;
car il ne s'appercevoit pas de ce
qu'on y mettoit, & n'y fentoit qu'une
démangeaifon fourde. Il avoit outre cela une fi grande foibleffe de
reins, que lorfqu'il étoit une fois
affis, il ne pouvoit fe lever de deffus
fon fiége fans le fecours des affiftans.

Le 29. Janvier il fut électrifé,
on tira des étincelles de fa main,
de fes doigts engourdis, & devers
l'œil dont il ne voyoit point. L'é-
lectrifation fut continuée pendant
une demi-heure.

Il dormit la nuit fuivante un peu
plus profondément & plus tranquillement qu'à fon ordinaire, n'étant
plus obligé de touffer & de cracher
comme il faifoit auparavant.

Le 30. il fut électrifé comme de-
vant. Comme il faifoit froid, il fe

fit appliquer des linges avant que
de fe mettre au lit.

La nuit il fortit une grande quantité d'eaux de l'œil privé de la lumiére.

Le 31. l'électrifation fut répétée,
& il fouffrit la commotion partielle
avec fix autres perfonnes qui fe tenoient par la main. Le foir on le
frotta avec des linges chauds.

Pendant la nuit fuivante il pleura
beaucoup des deux yeux. Le lendemain il fut agréablement furpris de
voir plus clair d'un œil, & de pouvoir lire fes heures imprimées en
petit caractère. Il déclara avec admiration que trois doigts de fa main
paralytique avoient recouvré le
fens du toucher, le pouce & l'index
étant reftés feuls infenfibles.

Le 1. Février, électrifation ordinaire, commotion partielle,
étincelles tirées des doigts. Il

H h iij

ne parut point les jours suivans.

Il avoit mal passé les nuits précédentes, & presque sans dormir. Il s'étoit cru couvert de puces qui le piquoient dans toute la moitié paralytique de son corps; & il n'avoit connu son erreur qu'après s'être fait apporter de la lumiére. Cependant se sentant plus léger & plus dispos qu'auparavant, il ne se servoit plus de canne.

Le 4. Février, autre électrisation & commotion partielle, qui lui parut beaucoup plus violente que de coutume. Le lendemain il sentit que sa vûe étoit fortifiée, & qu'il marchoit plus aisément. Il continuoit de pleurer la nuit.

Le 6. & le 7. les opérations précédentes furent répétées avec un succès égal, à cette différence, qu'il sentit des mouvemens insolites dans la partie saine de son corps,

comme d'un ferpent qui s'étend &
fe replie fucceffivement.

Le 8. & le 9. il demeura chez
lui, à caufe du froid. Le 10. il fut
électrifé. Depuis le 13. & 14. jufqu'au 19. mêmes fymptômes que
ci-devant. Il pleura les nuits, la
vûe de l'œil débile fe fortifia ; enfin
fa foibleffe de reins invétérée fut
entiérement guérie.

Le 23. la même chofe encore ;
fi ce n'eft que la main paralytique
prit de nouvelles forces, & les jambes devinrent tout-à-fait libres &
agiles.

Le 27. l'index engourdi recouvra le fentiment, le pouce devint
fufceptible de quelque fenfation. Il
n'avoit plus d'incommodité, excepté celle qui reftoit dans le mauvais œil.

Au mois d'Avril où j'écris ceci,
il continua à fe bien porter.

H h iv

Voilà une hémiplégie à la vérité imparfaite, mais regardée auparavant comme incurable, accompagnée d'affoibliffement dans la vûe & dans les reins d'un fujet de foixante & dix ans, guérie contre toute efpérance. Les derniéres électrifations fe répétoient prefque de deux jours l'un, & ne duroient guère qu'un bon quart-d'heure, parce que nous avions tant de malades à foigner, que le tems nous manquoit.

Voilà le premier exemple d'un larmoyement artificiel, propre à éclaircir la vûe. C'eft un nouveau genre d'évacuant qui n'eft pas à négliger pour les Oculiftes.

Ce qui m'a paru de plus fingulier dans ce malade, ce font deux efpéces de fenfations dans fes doigts. Il fentoit par l'attouchement des nerfs les corps contigus ; mais la ftupeur l'empêchoit de difcerner les uns des autres. La piquûre lui faifoit mal , & cependant il paroiffoit privé du fentiment qui nous fait diftinguer la nature des corps au tact. Cet homme demeure au *Campnau.*

SECONDE OBSERVATION.

Hémiplégie dans le bras , parfaite, invétérée , caufée par l'excés du vin , avec embarras dans la langue.

SAmuel , Laquais , âgé de quarante ans , fort adonné au vin , avoit depuis long-tems une hémiplégie au côté droit. Il lui étoit impoffible de venir fur fes pieds au lieu où nous faifions nos expériences : il étoit obligé de garder prefque toujours le lit. On lui appli-

qua des linges chauds, & on lui fit
des fomentations aux pieds & aux
genoux avec de l'huile de laurier
& de l'onguent d'Althæa. Par-là on
vint à bout de lui donner un peu
de force, & on le mit en état de se
rendre à pied, quoiqu'avec beaucoup de peine, à la salle destinée
aux expériences électriques. Comme sa langue étoit affectée d'une
paralysie imparfaite, il ne pouvoit
pas parler distinctement ; mais il bé-
gayoit, comme font les gens yvres,
à ne pouvoir presque se faire entendre. Quoiqu'il eut le bras pendant,
son coude plié horizontalement, &
la main qui étoit à l'extrémité, formoit avec le bras un angle fort
approchant du droit, ses doigts
étoient si roides & si courbés, qu'aucun des assistans ne pouvoit lui
faire ouvrir ou étendre la main. Le
bras étoit extrémement maigre,

fans fentiment, d'une couleur oli-
vâtre, & auffi froid que l'athmofphère. Sa jambe du même côté également defféchée, étoit quelque peu
fenfible, mais très-difficile à mouvoir.

Le 29. Janvier il fut électrifé,
placé debout fur un gâteau de poix-
réfine, & fon bras fut frotté avec
des linges chauds, mais fans effet.

Le 30. il fut électrifé pour la feconde fois l'efpace d'une demi-heure.
Les doigts de fa main parurent toujours infléxibles.

Le 31. de même. On lui enve-
loppa la main & le bras avec une
peau de mouton couverte de fa
laine.

Le 1. Février les trois premiers
doigts de la main paralytique com-
mencerent à s'étendre & à fe mouvoir tant foit peu. Sa démarche devint beaucoup plus ferme. Animé

par ce fuccès, nous lui fîmes fubir la commotion partielle, après avoir mis un coin de bois dans fa main, afin de l'ouvrir peu-à-peu.

Le 3. Février le quatriéme doigt s'ouvrit à moitié, & devint fufceptible de quelque mouvement. Ses jambes recouvrerent leur agilité. Il avoit fenti la nuit précédente des pointes aiguës dans les parties paralytiques. Le bégayement avoit diminué. On recommença l'éle&trifation & la commotion.

Le 4. il fe rendit à la falle d'un pas affuré ; il ne portoit plus fon bâton à la main, mais fous le bras. Il dit d'un air de contentement que fon bras étoit fi fort, qu'il joueroit volontiers à la paume. Cependant il avoua qu'il avoit fenti la nuit du mal au doigt du pied, & qu'il avoit calmé la douleur avec de l'huile de laurier. Le petit doigt de

la main , qui avoit toujours paru
plié ſous les autres , s'étendoit preſqu'entiérement. La couleur du bras
& de la main approchoit de la naturelle ; nous prîmes la meſure de
ſon poignet avec une bande de papier , & nous réitérâmes l'électriſation & la commotion.

Le 5. il ſe portoit mieux , mais
le bras paralytique lui faiſoit mal de
tems en tems.

Le 7. ſa langue étoit débarraſſée ,
il parloit ſans difficulté. Il tiroit ſon
bras de l'écharpe qui le ſoutenoit
auparavant , & l'élevoit tant ſoit
peu à la hauteur des clavicules. Les
derniers doigts de la main devenoient
plus fléxibles , & s'ouvroient plus
aiſément. Il lui reſtoit de la foi-
bleſſe dans la jambe. Il fut électriſé.

Le 9. comme ci-devant. Il ſentoit de légères piquûres dans le côté
paralytique.

Les 10. 11. & 12. il ſe ſentoit piquer dans les deux jambes. Pour hâter la guériſon , deux perſonnes à la fois lui tiroient des étincelles de l'avant-bras.

Le 14. les doigts qui depuis long-tems étoient preſqu'entiérement ou-verts , parurent fléxibles ; la cha-leur & la couleur naturelles étoient revenues aux mains ; il falloit d'un jour à l'autre employer un plus grand coin. On lui tira des étincelles du bras & du cou.

Le 17. & le 18. ſa main s'étoit tellement fortifiée, qu'il fut impoſ-ſible à aucun des aſſiſtans de lui ôter le coin qu'il tenoit de la main pa-ralytique. Au lieu d'un coin de bois, il en prit un de fer qui peſoit ſept livres , avec lequel il donna un aſſez bon coup ſur la table.

Le 19. 21. & 25. le poignet ac-quéroit tous les jours plus de jeu ,

& formoit avec l'avant-bras un angle moins aigu. Il s'exerçoit la main
chez lui pour reprendre fes forces.

Le 27. & le 28. fa main paralytique s'ouvroit entiérement ; il
s'en fervoit librement pour ôter fon
chapeau de deffus fa tête , & pour
le remettre. Il marchoit même en
portant une chaife de cette main.
On répéta l'électrifation.

Le 1. & 2. Mars il faluoit en
levant fon chapeau , fans qu'il parût
être beaucoup gêné.

Les 3. & 4. le doigt auriculaire
étoit plus fléxible qu'auparavant.
Cet homme voyant qu'il fe portoit
à merveille, fe gorgeoit de vin prefque tous les jours.

Les 8. 9. & 10. fes forces étoient
augmentées. Il frappa fa femme à
coups de bâton de fa main paralytique.

Le 13. & le 14. les veines de

la main, qui auparavant n'étoient
pas vifibles, paroiffoient auffi groffes que celles des perfonnes en pleine
fanté. La circonférence de fon bras
étoit accrue de deux lignes dans fa
partie inférieure, & de quatre lignes
dans fa fupérieure. Il fe retira parfaitement guéri.

Au mois d'Avril il fit ufage des
forces qu'il avoit recouvrées à fe
promener & aller au cabaret. Alors,
foit à caufe de la rigueur du froid,
foit parce qu'il continuoit à boire
avec excès, fes jambes s'affoiblirent
un peu; mais il conferva la vigueur
de la main & du bras. Il demeure
proche le Temple des Multiplians.

Scholie. Il y a bien des hémiplégiques dont les jambes fe réta-
bliffent, ou qui reprennent leurs
forces, quoiqu'il y en ait peu dont
les bras reviennent en bon état. C'eft
peut-être à caufe que les bras font
moins

moins d'exercice que les jambes ; car on ne fçauroit marcher fans les employer toutes deux ; au lieu que l'on peut travailler, & prendre les chofes néceffaires à la vie avec un feul bras.

Ceux qui font entrer le relâchement des parties dans la définition de la paralyfie, font plus accoutumés à raifonner dans le cabinet, qu'à vifiter les Hôpitaux. Sur vingt perfonnes attaquées depuis long-tems d'hémiplégie, il y en a dix-neuf dont les membres malades font roides & contractés. J'entens d'une contraction par laquelle les mufcles fléchiffeurs de l'avant-bras, du poignet & des doigts fe raccourciffent & fe roidiffent : car les mufcles extenfeurs fe raccourciffent très-rarement ; or ces derniers font en moindre nombre ou plus grêles que les premiers.

Tome I.   L i

TROISIEME OBSERVATION.

Hémiplégie invétérée.

LE nommé *Brun*, Porteur de chaiſe, âgé de cinquante-ſix ans, étoit hémiplégique depuis dix-huit mois. Il ſe trouva beaucoup ſoulagé après avoir pris les eaux de Balaruc; mais le bras gauche étoit reſté ſi foible, qu'il pouvoit à peine le porter à la hauteur du viſage. Ses jambes étoient ſi roides & ſi infléxibles, qu'il marchoit difficilement appuyé ſur un bâton.

Il fut électriſé preſque tous les jours pendant demi-heure, depuis le 29. Janvier juſqu'au milieu de Février. On ajoutoit ordinairement des frictions avec des linges chauds; enſuite on lui tiroit des étincelles des parties malades, & il éprouva

la commotion pendant vingt jours.
Au commencement on n'apperçut
aucun amandement. Le 31. Janvier il fe fentit un peu plus léger.
Le 1. Février il fentit des piquûres
pendant la nuit près du genou. Le
3. il étoit plus agile, fes membres
moins roides, les piquûres continuoient la nuit. On commença
pour-lors à lui donner la commotion. Le 4. il marchoit fans bâton ;
aux piquûres de la nuit fe joigni-
rent des douleurs aux pieds.

Le 7. il levoit le bras vers la
tête plus haut qu'il ne faifoit auparavant. Il fentoit de la douleur
au talon & au genou du côté paralytique. Après qu'on eut électrifé
les mufcles antagoniftes de la jambe,
celle-ci devint fufceptible de mouvement. Il étoit fenfible aux étincelles, & ne fouffrit qu'avec peine
la commotion qui fut réitérée cinq

à fix fois. Le 15. il fe portoit bien, & jouoit l'après-midi au mail. Il fe retira étant guéri.

Au mois d'Avril il avoit perdu une partie des forces que l'électri-fation lui avoit procurées.

Scholie. Rarement les Hémiplé-giques fentent les premiers jours les étincelles électriques, & la com-motion répétée plufieurs fois. Ils en font enfuite affectés, & les fuppor-tent impatiemment. Ne peut-on pas en conclure que le fluide électrique a de la peine à s'ouvrir un paffage à travers les nerfs comprimés ou obftrués ; mais qu'enfin il triomphe de cette réfiftance ?

J'ai fouvent remarqué dans les Paralytiques que j'ai fait électrifer l'année derniére, qu'ils ne fentent jamais de piquûres la nuit qui fuit la premiére électrifation , excepté à l'epaule, lorfque le bras eft paralytique , ou en général à l'entrée des parties affectées , comme si ce fluide faisoit des efforts plus marqués à l'endroit où il trouve des obstacles plus considérables , qui s'opposent à son écoulement dans les nerfs.

Lorsqu'on électrise fortement , ainsi que je l'ai souvent observé chez un Chauderonnier , après que l'on a donné la commotion parta- gée à deux hommes feulement , la nuit fuivante ils fouffrent l'un & l'autre des douleurs aiguës dans la région des lombes. A l'aide de ce prognoftic notre Chauderonnier ti- roit rarement de fauffes conféquen- ces.

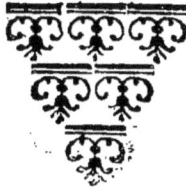

OBSERVATION IV.

Hémiplégie imparfaite dès l'enfance.

Pierre La Foux, jeune homme âgé de quinze ans, étoit hémiplégique depuis son enfance ; on attribuoit cet accident à une peur causée par la nourrice dont il avoit succé le lait. On lui avoit donné plusieurs remédes pour le guérir, entr'autres la douche à l'âge de quatre ans. Le bras & la cuisse du côté droit étoient amaigris, quoiqu'il eût conservé quelque sentiment : mais son bras étoit si foible, qu'il ne pouvoit rien tenir avec la main. Le pouce de la main se cachoit sous les autres doigts, qui étoient roides & immobiles. Il marchoit, mais avec peine, l'orteil toujours levé,

& dans une direction perpendicu-
laire.

Le 8. Mars on commença à l'é-
lectrifer, ce qui fut continué à la
maniére ordinaire jufqu'au 20. d'A-
vril , & depuis le quatriéme jour
on lui fit éprouver la commotion
partielle.

Le 9. il n'avoit encore rien fenti.
Le 10. il crut qu'on le piquoit vivement au bras malade.

Le 11. il fouffrit les commotions
partagées. Le 13. fon bras commençoit à prendre des forces, il continuoit à fentir des piquûres. Le 17.
fon bras parut groffi & fortifié. Le
18. ce bras avoit tellement repris
vigueur, qu'il portoit un tabouret.
Le 20. nous fûmes étonnés de la
force avec laquelle il manioit un
marteau. Le 25. le pouce empri-
fonné dans les autres doigts, devint
libre. Il avoit déja porté chez lui

une cruche remplie d'eau. Le premier Avril son état changeoit tous les jours en mieux. Les piquûres de la nuit continuoient à se faire sentir. Le 25. ces piquûres s'étendirent au bout des doigts de la main paralytique. Le 9. Mai le gros doigt du pied se remit de lui-même dans sa situation naturelle, & il marcha plus librement. Les doigts de la main devinrent plus fléxibles, le bras plus aisé à mouvoir ; il soulevoit sans peine un poids de vingt livres. Le 17. c'étoit un poids de trente livres. Le 23. il se trouva guéri, & se retira. Son bras avoit sensiblement grossi.

Il gagne déja sa vie par le travail de ses mains, ce qu'il ne pouvoit pas faire auparavant.

OBSERVATION

OBSERVATION V.

Hémiplégie de naissance, avec bégayement.

ANtoine Picard , né dans le territoire de Montpellier , au Bourg de la *Valfere* , âgé de dix-neuf ans, avoit paru hémiplégique dès fa feconde année. Ses genoux étoient affectés d'une ankilofe. Il avoit la main contractée , roide , immobile du côté malade, & toute couverte d'engelures. Il lui étoit impoffible de l'élever jufqu'à la hauteur des mammelles. Il fut électrifé fur la fin de 1748. de tems à autre, dans une faifon pluvieufe, environ dix-huit fois. On lui tira fouvent des étincelles de la région des parotides & du cou, afin de dégager fa langue. Ces opérations

Tome I. K k

ont si bien réussi, qu'il se trouve depuis quelques mois en état de gagner sa vie par son travail. A l'égard de la langue, elle n'étoit pas encore assez libre, quoique l'élec. trisation eut procuré au malade pendant près de deux mois, & surtout la nuit, une abondante salivation.

Scholie. Voilà un nouveau reméde pour provoquer le crachement, dont on doit espérer par la suite de plus grands effets. Il est certain qu'en tirant des étincelles de la langue & des parties voisines de l'oreille, on excite une salivation copieuse pour la nuit suivante.

L'électrisation avoit emporté les engelures en deux jours. C'est une expérience qui avoit déja réussi à notre illustre ami M. Jallabert. Je l'ai répétée plusieurs fois avec le même succès sur d'autres sujets.

C'est une chose surprenante de

voir combien l'électrifation a de
vertu pour réfoudre les œdémes des
pieds. Le pere de cet artifte , qui a
le premier appliqué les expériences électriques à fa guérifon des
maladies dans la ville de Montpellier, étoit un fexagénaire qui avoit
depuis long-tems les jambes œdé-
mateufes. En électrifant les malades, il a été guéri en très-peu de
tems de cette incommodité.

Je me fouviens d'un Docteur en
Médecine qui étoit préfent à ces
expériences , & qui fe fit tirer des
étincelles d'une efpéce de verrue
ou tumeur rouge qu'il avoit à la
main. Cette verrue groffit tellement dans l'efpace de quelques minutes , qu'il étoit aifé de voir qu'elle
venoit à fuppuration.

Il ne faut pas oublier la petite hiftoire de *Baptifte Garnier* de
Montpellier. On l'avoit laiflé

tomber lorſqu'il étoit encore au berceau. Cette chute l'avoit éreinté, de ſorte qu'il ne marchoit qu'avec des potences ; alors ſes pieds tournés en-dedans , ne touchoient la terre que de côté, & tout ſon corps reſſembloit à une cloche que l'on met en branle. A l'âge de neuf ans il fut électriſé chaque jour une fois depuis le 27. Mars juſqu'au 13. Avril 1749. Le ſuccès en a été tel, que ſes pièds ſont revenus dans leur état naturel ; ils ont repris de la chaleur & un peu de force. Il ne ſe ſert maintenant de potence que d'un côté , de l'autre il porte une ſimple canne, ſes pieds ſont raffermis , il marche aſſez vîte , & tout ſon corps eſt plus agile qu'auparavant.

J'ai ſouvent obſervé dans *Antoine Picard & Raviſé*, que lorſqu'on tire des étincelles de l'un des muſcles

qui font mouvoir le col, la tête fe
porte avec vîteffe vers le côté oppofé, & fe remue comme celle
d'une marionette que l'on tireroit
avec un cordon. Ce mouvement,
que les affiftans répétoient volone
tiers pour s'en amufer, faifoit rire
les malades mêmes, & il prouve
affez clairement que ce mufcle eft
effectivement deftiné, comme ils le
penfoient, à mouvoir la tête en
avant.

OBSERVATION VI.

Hémiplégie dans un Epileptique.

R A V I S É, âgé de dix-huit ans,
fils d'un Serrurier de Montpellier, devint hémiplégique du
côté droit à la fuite de la petite
vérole, dont il fut attaqué à l'âge
de trois ans. Après avoir pris fans

fuccès les eaux de Balaruc, le côté droit qui n'avoit plus de nourriture, devint extrémement maigre ; fon poignet tourné en-dedans, formoit un angle aigu avec l'avant-bras. Ses doigts étoient immobiles & preffés l'un contre l'autre. Ils n'étoient pas bien roides, mais ils étoient froids, un peu retirés, & privés, ainfi que le bras, de fentiment & de mouve- ment. La jambe du même côté étoit féche, froide & un peu plus courte que l'autre, ce qui le faifoit boiter. Ce qu'il y avoit de pire, c'eft que depuis l'enfance ce jeune homme étoit fujet à des accès d'épilepfie qui le prenoient chaque femaine trois à quatre fois le jour, & même plus fouvent. Avec cela il étoit fi ftupide & fi hébêté, qu'il ne répon- doit que par monofyllabes. A la priére de fon pere, Monfieur Deidé entreprit de l'électrifer le 12. Février 1749. Les trois premiers jours il ne fentit prefque rien , & il demeura immobile & muet. Le 15. il prit un air moins farouche , & fentit plus vivement les étincelles. Le 17. il éprouva des démangeaifons la nuit dans les parties affectées ; c'eft ce qui nous engagea à lui faire fubir la commotion , & à lui tirer des étincelles du col , de la main & du poignet. Le 18. fon pere l'ayant accompagné , nous dit avec fatisfaction que fon fils n'étoit plus fi mélancholique chez lui. Le 20. il marchoit avec plus d'affûrance & de facilité. Le 21. il fut attaqué d'épilepfie pendant la nuit , mais une fois feulement. Le 26. il en eut un autre accès moins fort qu'à l'ordinaire , & qui n'étoit point, comme de coutume , accompagné de mal de tête ; du refte, fon bras avoit un mouvement plus libre , &

il marchoit mieux. Nous lui appli-
quâmes pour-lors une férule de bois
au-dedans de la main, afin de la
redreſſer inſenſiblement.

Le 9. & le 15. nouveaux accès
d'épilepſie, mais très-légers, pendant trois à quatre minutes. Ces
accès duroient auparavant demi-
heure ou une heure, avec une vio-
lence extrême. Le 14. comme il
n'avoit jamais fait uſage de ſa main,
il eut une grande joie de pouvoir
lever ſon chapeau de deſſus ſa tête.
Les veines des membres paralytiques commençoient à ſe montrer.
Il exécutoit tous ſes mouvemens
avec plus de liberté, il parloit franchement & volontiers, & tout le
reſte du mois il ne fut point attaqué du mal caduc.

Le traitement n'a pas été pouſſé
plus loin, à cauſe que M. Deidé
ſe préparoit alors à un voyage. Ce-

pendant ces divers foulagemens que l'électricité a procurés à un Epileptique paralytique, m'ont paru dignes de confidération.

M. Jallabert a éprouvé fur un Paralytique, & nous fur trois ou quatre autres malades de la même efpéce, que l'électrifation donne de l'embonpoint aux membres émaciés; ce qui eft une bonne preuve que le fluide nerveux fert à la nutrition des parties, foit en dilatant les vaiffeaux, foit en rétabliffant la fluidité des liquides épaiffis.

OBSERVATION VII.

Hémiplégie dans un Epileptique.

GEVAUDAN de Montpellier, âgé de vingt ans, étoit, de même que Ravifé, épileptique & hémiplégique du côté gauche depuis

le berceau ; fon bras faifoit un cro-
chet avec fon épaule , & fa main
avec fon avant-bras ; de forte qu'il
paroiffoit manchot. Cette main étoit
émaciée , livide , froide & prefque
fans mouvement. Il boitoit du pied
gauche , parce que cette partie étoit
atrophiée , roide & débile. On l'é-
lectrifa depuis le 16. Février jufqu'au 21. Avril 1749.

Ces électrifations , qui furent prefque journaliéres pendant plus de
deux mois , eurent tant de fuccès ,
que cet homme qui auparavant
avoit des accès d'épilepfie auffi forts
& auffi fréquens que Ravifé , n'en
eut que deux très-courts durant tout
ce tems-là.

Après le premier mois on redreffa
fa main par l'application de la férule. A l'égard de l'hémiplégie , l'é-
lectrifation n'eut point d'autre effet
que de rendre fa main , de roidé ,

immobile & livide qu'elle étoit, mobile & flexible, fi non entiérement, du moins d'une maniére imparfaite ; car on l'a vû au même mois d'Avril prendre & lever de terre un efcabeau de cette main, quoiqu'il n'eût pas affez de force pour exercer un art méchanique. Mais la maigreur & la lividité ont difparu, les veines fe font enflées, la chaleur & la facilité à marcher font revenues. Cette guérifon n'a pas été parfaite, puifque la main n'a pas été rétablie dans l'état naturel, & n'a pas recouvré toutes fes forces.

Gevaudan & Ravifé font redevables à l'électricité d'un avantage confidérable, en ce que leurs accès d'épilepfie font devenus bien plus rares & plus légers.

Au commencement du fecond mois il parut fur le bras paralyti-

que des élevures rouges, douiou-
reuſes, accompagnées de déman-
geaiſon, dont il ne reſta plus de
traces au bout de quatre jours, pendant leſquels on tira journellement
des étincelles de ce bras. La même
choſe étoit arrivée au tronc d'un
autre Hémiplégique qui étoit entiérement muet, & qui avoit de
tems en tems des accès de fiévre.
J'aurois voulu eſſayer de le guérir
par les remédes ordinaires qui furent
négligés ; de ſorte que cet homme,
après un mois d'électriſation, n'en
reſſentit aucun ſoulagement, ni aucune incommodité.

Ces électriſations réitérées ont
produit ſur d'autres malades des piquûres volatiles qui paſſoient rapidement d'un membre à l'autre. A l'é-
gard de Gevaudan & de quelques
autres en petit nombre, ils ſentoient
ſeulement des démangeaiſons, ſur-

tout dans les parties affectées de paralyfie.

A la fin du Traité de l'Electricité
de M. Jallabert, feconde édition,
l'éditeur a joint l'hiftoire du premier hémiplégique qu'un habile
Chauderonnier a électrifé à Montpellier : mais il faut remarquer que
cet Artifte n'eft point du tout verfé
dans la connoiffance des maladies.
L'hémiplégique étoit travaillé d'une
grande toux féche, & d'une fiévre
lente continue avec des redouble-
mens. Il fuoit prodigieufement toutes les nuits ; enfin il étoit émacié
& phtifique au fouverain degré.
Lorfque j'appris qu'on l'avoit déja
électrifé quelquefois, j'empêchai
qu'on ne continuât, ayant remarqué qu'après l'opération les fueurs
augmentoient, & que la toux devenoit plus fréquente. Cette expérience femble marquer que l'élec-

tricité eft nuifible aux phtifiques. Il
n'eft pas furprenant que le même
reméde qui eft propre à atténuer les
fluides trop vifqueux, & à rétablir
l'élafticité des vaiffeaux, s'oppofe
à la réunion des parties acres & dif-
jointes, & accéléré la fuppuration.
Cependant la paralyfie ne laiffa pas
d'être guérie, ou peu s'en faut ;
mais le malade mourut enfin de la
phtifie. Le jeune Picard avoit des
fueurs beaucoup moins copieufes,
de même que le vieillard nommé
S. Jean ; c'eft ce que nous avons
remarqué au mois de Novembre
toutes les fois qu'on les électrifoit
fortement ; d'où l'on peut conclure
combien ce reméde facilite la tranfpiration. M. l'Abbé Nollet avoit
éprouvé la même chofe à l'égard
des plantes.

Nous étions au nombre de fept
occupés aux expériences de l'élec-

tricité. Il nous prit envie d'éprouver jufqu'à quel point elle peut àug-
menter la vîteffe du fang. Pour cela
nous obfervâmes plufieurs fois,
chacun en particulier, fur le mouvement d'un pendule la durée de
cent battemens d'artère, à com-
mencer depuis la premiére vibration d'une feconde. Nous fûmes enfuite électrifés l'un après l'autre pendant un quart-d'heure, & comptant
enfuite le nombre des battemens
d'artère, nous le trouvâmes aug-
menté environ d'un fixiéme ; je dis
environ, parce qu'il augmenta chez
les uns d'un cinquiéme, & chez les
autres d'un feptiéme feulement ;
mais l'augmentation dans le plus
grand nombre fut d'un fixiéme. Ainfi
tel à qui le pouls battoit foixante
& douze fois dans une minute,
éprouvoit quatre-vingt-quatre battemens après l'électrifation.

Nous n'avons pas pû calculer aussi exactement l'élargissement de l'artère ; nous croyons néanmoins qu'il a été proportionnel à l'augmentation du nombre des battemens, s'il n'a pas été même un peu plus grand.

De-là il est aisé de conclure que l'électrisation augmente la force du sang dans la raison de deux cens seize à trois cens quarante-trois, ou de soixante & treize à cent quatorze, c'est-à-dire, d'environ un tiers en sus.

Nous n'avons garde d'omettre que l'électricité n'a produit aucun effet sur quelques hémiplégiques, entre autres, sur M. le Thréforier D... sexagénaire, & sur un homme venu de la ville du Vigan. Mais, à l'exception du Phtifique dont il a été fait mention, je n'ai vû personne qui ait été incommodé des opérations

opérations électriques. Le nombre
des hémiplégiques & autres pauvres malades qui accouroient pour
fe faire électrifer , étoit fi grand ,
que plufieurs fe retiroient après l'a-
voir été fort peu , & quelques-uns
point du tout. Prefque tous les jours
pendant deux ou trois mois , une
vingtaine de malades fe rendoient
l'après-midi dans la falle de l'électrifation , & dans l'étonnement que
leur caufoient les fuccès multipliés
dont ils étoient témoins oculaires ,
voyant que ceux qui préfidoient aux
expériences étoient des perfonnages
recommandables par leur probité &
leur religion , le plus grand nombre , & furtout les femmes , attri-
buoient ces merveilleufes cures
dans le dernier mois , non point à
la magie , mais à une opération
divine & miraculeufe.

Guillaume Julian , ouvrier en plâ-

tre, de Montpellier, n'étoit pas paralytique, mais il avoit depuis quelques mois des vertiges fi confidérables, que les remédes ordinaires
ne purent les faire cefler, ni le mettre en état de vaquer aux occupa-
tions de fon métier. Il vint à nous
appuyé fur un bâton; il étoit obligé
de s'affeoir de tems en tems, crainte
de tomber. Il voyóit les objets dou-
bles toutes les fois qu'il tournoit la
tête à droite ou à gauche, & furtout
lorfqu'il les regardoit fixement en
cette fituation. A la troifiéme électrifation il marchoit avec plus d'af-
furance & fans appui, il fe levoit
fans fentir fa tête embarraffée, &
dès-lors il commença à reprendre
fon travail; mais ce fut alors & ce
jour-là même que la falle des opérations électriques fut fermée.

N. Daumas, du bourg de Bail-
largnes, âgé de quarante-neuf ans,

étoit malade depuis une année. Il avoit outre cela une tumeur au genouil qui lui caufoit beaucoup de douleur , & qui lui permettoit à peine de s'affeoir ou de fe relever étant affis. Le 21. Avril il nous pria inftamment de l'électrifer , ce que nous avions de la peine à lui accorder , attendu que l'on devoit fermer le lendemain la falle des opérations électriques. Cependant à l'aide d'un bâton il ne laiffa pas de monter fur le gâteau de réfine. Dans le moment il fentit un mouvement de vibration qui s'étendoit jufqu'aux doigts des pieds. Il ne refta que fept minutes dans l'opération. Mais quel fut fon étonnement , lorfqu'il s'apperçut qu'il n'avoit plus de mal , & que fes jambes étoient très-libres ! Sa joie étoit telle , qu'il ne fçavoit s'il veilloit. Il célébra ce changement inopiné par des fauts & des

gambades qui durerent demi-heure.
Mais comme il n'eſt ici plus queſ-
tion d'hémiplégie, nous ne nous
étendrons pas davantage ſur ces
ſortes de relations.

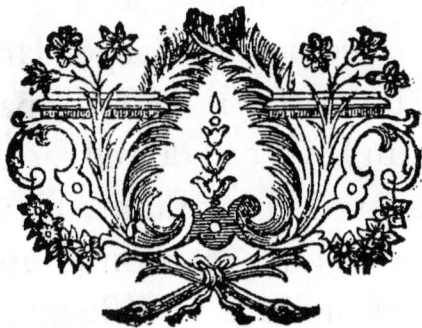

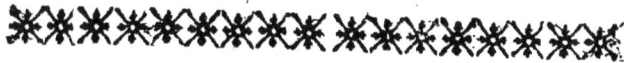

THÈSES

DE

PHYSIOLOGIE,

Soutenues par JEAN-THÈCLE-
FÉLICITÉ DUFAY, *de
Clermont en Auvergne, Eléve de
Médecine, Maître-ès-arts, fous
la Présidence de* M. FRANÇOIS
DE SAUVAGES, *Conseiller, Médecin du Roi, Professeur Royal
de Médecine, Membre des Académies de Londres, de Montpellier & de Suéde.*

Dédiées à M. LE NAIN, Chevalier,
Baron d'Asfeld, Conseiller d'Etat,
Intendant de Languedoc.

*Le Fluide nerveux est-il un fluide
électrique ?*

I.

S'Il est un fluide qui, coulant
dans les nerfs ou le long des

nerfs, ferve à communiquer au cerveau les fenfations imprimées fur
les organes, & à faire mouvoir ces
mêmes organes ; il doit s'appeller
fluide nerveux, & le nom d'*Efprit
animal* ou *vital* ne lui convient pas.

Scholie. Les fenfations imprimées
fur les organes extérieurs font ap-
perçues par le principe intelligent
qui réfide dans le cerveau. Il faut
bien que ces changemens parvien-
nent jufqu'au fiége de l'ame, afin
qu'elle les fente ; c'eft de quoi tout
le monde convient, parce qu'on
fçait qu'il n'y a plus de fenfation
lorfque les nerfs ont été coupés.
L'expérience nous apprend auffi que
les nerfs doivent s'étendre du cerveau aux organes, fans quoi le cerveau ne pourroit pas faire mouvoir
les mufcles. Mais de fçavoir fi la
fenfation & le mouvement s'exécu-
tent en conféquence des vibrations

élaſtiques des fibres nerveuſes , ou
ſi ces effets doivent être attribués
aux ondulations & à l'influence d'un
fluide qui pénétre les nerfs , c'eſt
ce que nous entreprenons d'examiner. L'un & l'autre ſentimens ont
d'illuſtres défenſeurs.

I I.

C E *ne ſont point les vibrations des*
filets nerveux qui communiquent
les ſenſations au cerveau. 1°. Les nerfs
ſont plus lâches que les veines , ce
qui ſe prouve par le retirement des
nerfs qui viennent d'être coupés :
or les veines ſont déja trop lâches
pour produire les vibrations d'où
réſulteroit le ſentiment ; à plus forte
raiſon les nerfs ſont incapables d'un
pareil effort.

2°. Si les nerfs communiquoient
le ſentiment par vibrations , cet
effet devroit être attribué à leur ten-
ſion ; & puiſque les nerfs intérieurs

du bras fe relâchent notablement,
& que leurs extrémités fe rappro-
chent lorfqu'on plie le coude, il
fuivroit de ce mouvement que la
fenfation s'affoibliroit , ce qui eft
contre l'expérience.

3°. Lorfqu'on a lié les nerfs, la
fenfation fe trouve interceptée au-
deffous de la ligature. Or le contraire arrive dans les cordes inftru-
mentales qui reçoivent les vibrations fonores de l'archet , tant au-
deffus qu'au-deffous de l'endroit où
elles font arrêtées ; elles donnent
même alors des fons plus aigus à
proportion , d'où réfultent les tons
harmoniques. Donc , &c.

4°. Il fuivroit de cette hypothèfe
que les fibres médullaires qui fervent à l'organe de l'ouie , feroient
auffi tendues que des cordes d'inft-
trument de groffeur & de grandeur
égales , qui rendent un fon très-
aigu :

aigu : or l'expérience montre que
toutes les fibres du cerveau font
extrémement molles & pulpeufes.
Elles font donc peu propres à rendre les mêmes vibrations & les mêmes fons.

I I I.

*L*E *fluide nerveux eft poffible.* Il
n'y a pas d'inconvénient à admettre un fluide affez délié & doué
d'un reffort fuffifant , pour qu'il
puiffe couler avec une extrême vîteffe dans les pores des nerfs. Qu'on
dife tant qu'on voudra que les tuyaux
ou les pores des nerfs font imper-
ceptibles à la vûe , même aidée du
meilleur microfcope , il eft hors de
doute que les nerfs font poreux , &
qu'il exifte des fluides , tels que la
matiére du feu & de la lumiére , qui
font très-propres à pénétrer ces
interftices. Le fluide nerveux eft
donc poffible ; donc fon exiftence

Tome I. M m

n'implique aucune contradiction.

I V.

LEs forces mouvantes ne ſçauroient couler du cerveau aux organes ſans le ſecours du fluide nerveux. Lorſque les nerfs ſont rompus, comprimés ou liés, l'action de la force mouvante ceſſe, comme on le voit dans la paralyſie. Or il n'eſt pas poſſible de donner aucune raiſon ſuffiſante de cet effet, à moins que de dire que ces accidens barrent le paſſage au fluide qui défére le mouvement. Comme rien ne ſe fait ſans raiſon ſuffiſante, il s'enſuit qu'on doit admettre l'exiſtence du fluide nerveux.

V.

LE fluide nerveux exiſte. Dans l'expérience de Bellini, lorſqu'on preſſe de la main gauche le nerf du diaphragme, & qu'on le frotte en même tems de la droite, ſoit dans la partie inférieure, comme faisoit Bellini, soit dans la supérieure, comme le veut M. Ferrein, la contraction du diaphragme se rétablit également ; ce qui prouve que le fluide élastique qui sort à l'aide du frottement de tous les corps solides, électriques par eux - mêmes, exerce alors ses vibrations.

Lorsqu'avec un stilet on comprime la moëlle de l'épine d'une grenouille, ou d'un homme auquel on vient de couper la tête ; aussitôt, selon le témoignage de Watter qui en a fait l'épreuve à Leipsic, les pieds & les mains se contractent ; si l'on pousse le stilet du côté de la tête, la contraction paroît dans les yeux & sur le visage. Il est donc certain que le mouvement est produit par un fluide qui se meut en ce sens le long des nerfs. Donc le fluide nerveux existe. c. q. f. d.

V I.

LE fluide nerveux est élastique. Pour communiquer au cerveau les sensations imprimées sur les organes, il est besoin d'un fluide qui puisse représenter diverses idées à l'ame, & qui soit par conséquent susceptible de toutes les espéces de tons : mais les tons consistent dans le mouvement réciproque plus ou moins fréquent pendant un espace de tems donné, du fluide qui en est le véhicule ; ainsi ce qui communique à l'ame les différens tons des sensations doit être agité d'un mouvement pareil : car ce n'est qu'au moyen de cette analogie que le son matériel peut exciter le son formel ; or ce fluide qui par l'impression d'une cause extérieure exécute des vibrations égales pour la vîtesse & pour la durée, à celles que les corps sonores produisent dans l'air, eſt un fluide élaſtique. Donc le fluide nerveux eſt élaſtique.

Scholie. La vîteſſe des oſcillations dans le fluide eſt proportionnelle à la racine de la force élaſtique. *Voyez la Démonſtr. de Newt. Princ. Philoſ. Liv.* 2. *Théor.* 38.

V I I.

LE fluide nerveux n'eſt pas lymphatique. 1°. On appelle Lymphe un fluide viſqueux, dont les molécules ſont d'un volume à peu près égal à la moitié du diamétre des globules rouges. Or ſi ces molécules paſſoient dans les nerfs, les conduits nerveux pourroient être apperçus au microſcope, car Lewenoeck, à l'aide de cet inſtrument, a vû des globules cinq cent douze fois plus petits que les globules rouges, leſquels étoient par conſéquent cent fois plus déliés que les corpuſcules

M m iij

lymphatiques , donc le fluide nerveux n'eſt pas lymphatique.

2°. La lymphe n'a pas de reſſort ,
car il n'y a point d'opération méchanique qui puiſſe la réduire à un
eſpace moindre que celui qu'elle oc-
cupoit auparavant ; ce que l'on
prouve par une expérience facile ,
en eſſayant de comprimer la lymphe dans un tube par le moyen d'un
piſton. Cette humeur eſt au contraire viſqueuſe , glutineuſe , par
conſéquent ſes parties ſe ſéparent
mal aiſément les unes des autres ,
& des vaiſſeaux qui la contiennent.
Ainſi la lymphe ne pourroit pas ,
ſans une force prodigieuſe , être
chaſſée à travers des tuyaux d'une
extrême petiteſſe , & parcourir l'eſpace que l'on ſçait pouvoir être par-
couru par les fluides élaſtiques.

1. *Scholie.* On ſçait que ſi quelqu'un parle à voix baſſe à l'extré-

mité d'une longue poutre qui foit
féche , & par conféquent percée
d'une infinité de conduits longitu-
dinaux , tandis qu'une feconde perfonne approche l'oreille de l'autre
extrémité, le fon de la voix fe fait
entendre auffi promptement qu'en
plein air; or le fon parcourt dans
une feconde un efpace de 1073
pieds. Que l'on mette la lymphe
renfermée dans un tube à l'orifice
de ces conduits ligneux, on aura
beau lui donner telle preffion que
l'on voudra, il lui faudra un tems
infini pour arriver à l'autre bout.
Cela ne doit pas furprendre. L'eau
ayant une fi grande quantité de frottemens à effuyer dans des tubes auffi
étroits que les capillaires; ce qui
fait que l'on fe fert tous les jours
pour retenir l'eau , de vaiffeaux de
bois percés d'une infinité de pareils
tuyaux. Ainfi à plus forte raifon il

eft impoffible que les conduits nerveux transférent la lymphe , puifqu'ils font beaucoup plus étroits ,
& qu'ils oppofent à la colonne du
liquide une réfiftance d'autant plus
grande, que le diamétre de leur ouverture eft plus petit, ce qui doit
retarder à proportion la marche de
ce fluide.

Corollaire. Ce qui a été articulé
prouve qu'il s'en faut de beaucoup
que l'humeur lymphatique foit auffi
déliée , & auffi mobile qu'il eft néceffaire pour communiquer dans le
moment au cerveau , la plus légère
impreffion qui fe fait au pied. Il
feroit inutile d'objecter qu'il fuffit
que la lymphe renfermée dans les
vaiffeaux foit continue , afin que
l'ame foit avertie à l'inftant de ce
qui affecte les organes du tact; de
même qu'on ne fçauroit mouvoir
un bâton à l'une de fes extrémités,

que l'autre ne foit en même tems
déplacée ; car , outre qu'il peut fe
faire que la lymphe contenue dans
des vaiffeaux lâches & fouples , en
élargiffe feulement le diamétre lorfqu'elle fe trouve preffée , fans que
l'impreffion parvienne à l'extrémité
oppofée ; en accordant même ce
point, il eft impoffible de concevoir
comment la lymphe pourroit donner au cœur une force capable de
foutenir une colonne de fang de la
hauteur de quatre-vingt-dix pouces ,
qui a pour bafe la furface de l'un
des ventricules qu'on fçait avoir
au moins dix pouces en quarré.

2. Scholie. *La vîteffe du fluide nerveux qui fert à contracter le cœur , eft
cinq fois au moins fupérieure à celle du
fon.* Pour contracter le ventricule
gauche du cœur , il faut que la
force mouvante du fluide nerveux
foit au moins en équilibre avec la

colonne de fang, à laquelle ce ventricule fert de bafe, & qui coule dans l'aorte ; mais fi le fluide nerveux a une force égale à une colonne de fang haute de quatre-vingt-dix pouces, & large d'environ dix pouces, (*Hales Hæmaft.*) il s'enfuit que les produits de part & d'autre qui réfultent de la multiplication des denfités & des bafes par les hauteurs qui correfpondent aux vîteffes, feront égaux, conformément aux principes hydrauliques. Or la bafe ou l'orifice des nerfs cardiaques ne fait pas la milliéme partie de dix pouces, ni peut-être même la dix-milliéme. Donc en fuppofant une égale denfité dans l'un & l'autre fluide, la hauteur génératrice de la vîteffe du fluide nerveux doit être de mille fois quatre-vingt-dix pouces, ou de 7500 pieds ; mais la vîteffe des fluides fe determine par

leurs hauteurs génératrices, & selon les calculs de M. de la Hire,
si on multiplie cette hauteur par cin-
quante-six, produit de sa racine, la
vîtesse d'un fluide qui a une densité
égale à celle du sang, sera de 6400
pieds par seconde. Donc, en supposant d'un côté que l'orifice des
nerfs cardiaques a mille fois moins
d'étendue que la surface intérieure
du ventricule gauche du cœur,
pour ne pas dire même que la sec-
tion de l'aorte ; & d'autre part que
le fluide nerveux a autant de densité que le sang, il s'ensuit que pour
contracter le cœur, il doit avoir
une vîtesse de 6400 pieds par seconde, c'est-à-dire, une vîtesse cinq
fois plus grande que celle du son.
c. q. f. d.

Mais si l'on prouve que le fluide
nerveux n'est pas plus dense que
l'air, & qu'il l'est par conséquent

mille fois moins que le fang, ce feul article donne à fa hauteur génératrice mille degrés de vîteffe au-deffus de quatre-vingt-dix pouces. Elle fera conféquemment de 3055 lieues de 3000 toifes chacune. Une telle hauteur donne 428 lieues de vîteffe par feconde, *dans les principes de MM. de la Hire & Huighens*, & dans ce cas la vélocité du fluide furpaffera celle du fon de 7133 degrés, mais elle fera quatre-vingt-cinq fois moindre que celle de la lumiére.

Quant à la lymphe, elle n'eft guère moins denfe que le fang même, & ne fçauroit parcourir l'efpace d'une ligne en une feconde. Ainfi, tant s'en faut qu'elle foit douée de la vîteffe qui lui feroit néceffaire pour mouvoir le cœur; on ne fçauroit donc la prendre pour le fluide nerveux.

V I I I.

LE *fluide nerveux eft différent de l'air.* 1°. L'air ne fçauroit pénétrer les membranes fraîches & humides, à moins qu'il ne foit réduit à fes principes, c'eft-à-dire, dépouillé de fes qualités effentielles. Que l'on prenne un tube de verre de la longueur d'un pied, qu'on l'empliffe de vif argent, & qu'on bouche fon ouverture avec un morceau de parchemin, lié à fa partie fupérieure, comme il fe pratique dans la machine d'*Othon de Guérik* : fi l'on vient à renverfer le tube, le vif-argent ne tombe point jufqu'à ce que la membrane foit defféchée ; or fi le moindre filet d'air pénétroit le parchemin, il eft fûr que le mercure tomberoit. L'air ne pénétre donc pas les membranes humides. Cependant les membranes ont des pores plus grands que les conduits

nerveux. La veſſie, par exemple, &
l'eſtomac ſoutenant un poids égal
d'eau & d'air, laiſſent filtrer l'eau.
Donc en admettant des conduits
nerveux, dont les pores ſeroient
auſſi larges que ceux des membranes, il ne s'enſuivroit pas néan-
moins que l'air pût y paſſer.

2°. *Selon les Obſervations de Monſieur Belidor, dans ſon Archit. Hydr.*
l'air contenu dans de larges canaux,
tels que les aquéducs, loin d'y couler aiſément, s'oppoſe même à l'é-
coulement des eaux, & l'arrête effectivement, ſi l'on n'a l'attention
de conſtruire des regards de diſtance
en diſtance, par leſquels il puiſſe
s'échapper. A combien plus forte
raiſon s'arrêteroit-il dans des tuyaux
extrémement étroits, où la force
qui pouſſe la petite colonne de
fluide, eſſuye des frottemens d'autant plus fréquens, que le diamé-

tre de ces tuyaux est plus petit.

3°. Les nerfs, tout lâches & tout flasques qu'ils sont, ne se renflent point quand on les lie dans le vuide de la machine de Boile. Donc les nerfs ne contiennent point d'air, donc le fluide aërien est différent du fluide nerveux.

4°. Les grenouilles vivent pendant huit jours dans la machine du vuide, & les insectes pendant plusieurs mois; or il est très-probable qu'il n'y a point d'air dans cette machine, quoique les animaux y conservent le fluide nerveux. Donc, &c.

I X.

*I*L y a dans le corps un fluide élec-*trique.* On appelle Fluide électrique cette matiére très-déliée qui afflue abondamment autour & dans certains corps ; matiére qui lorsqu'elle est fortement excitée, brille,

étincelle , pétille & fait mouvoir ,
c'eft-à-dire , attire & repouffe alter-
nativement les corps légers.

Les corps font *électriques* ou *non
électriques*. Les *électriques* font ceux
qui ayant été frottés , fe trouvent
entourés d'une athmofphère remplie
de ce fluide. Les *non électriques* font
ceux qui ont befoin d'être rapprochés d'un corps rendu électrique par
le frottement pour produire de la lumiére , des étincelles , & les autres
phénoménes des corps *électriques* par
eux-mêmes. On dit alors qu'ils font
électrifés.

Les corps des animaux participent
à l'une & à l'autre de ces qualités.
Chez eux le frottement intérieur qui
réfulte à chaque inftant du jeu des
fluides & des folides , tient lieu du
frottement extérieur & artificiel.
C'eft pourquoi l'on voit des perfonnes qui font briller de la lumiére &

des

des étincelles , lorfqu'elles fe des-
habillent pour fe mettre au lit. Il en
eft d'autres à qui le feu fort des jambes lorfqu'elles courent. Si l'on paffe
légérement la main dans un lieu obfcur fur le poil d'un chat, ou d'un
cheval , il s'en échappe des bleuet-
tes qui chatouillent agréablement
l'animal touché & celui qui le touche. Les corps électrifés , ou qui
ont été rapprochés des corps électriques , renvoyent la lumiére , &
attirent les corps légers avec plus
de force , &c. Voyez les diverfes
preuves de cette propofition dans
les Differtations de MM. Nollet ,
Jallabert & Winkler.

X.

*L*E *fluide électrique renfermé dans
notre corps , doit fe joindre principalement aux fibres nerveufes , & ne
s'en féparer que difficilement.* Le fluide
dont il eft queftion doit préférable-

ment affluer à ces parties, dont la gravité spécifique a plus d'analogie ou d'affinité avec la sienne. C'est ainsi que la bile, qui a une pesanteur spécifique plus grande que les autres humeurs, se sépare dans le foie qui est le plus pesant de tous les viscères. C'est par la même raison que le vif-argent s'attache à l'or plus fortement que l'eau. Celle-ci se prend mieux au bois & au linge qui sont à peu près de même poids, que ne fait le mercure qui leur est moins analogue. Donc le fluide électrique doit couler dans les nerfs & dans le cerveau plus abondamment qu'ailleurs, & ne s'en séparer que dans le cas où la force d'adhérence seroit obligée de céder à une force supérieure : car il n'y a pas dans le corps humain de viscère plus léger que le cerveau, comme il n'y a pas de fluide moins pesant que le fluide électrique. Il y a donc une grande analogie entre la gravité spécifique de l'un, & celle de l'autre, d'où il faut conclure avec Hamberger qu'il y a par conséquent une grande adhésion. On peut expliquer par-là pourquoi l'eau qui s'attache aux parois intérieurs & extérieurs du verre, monte rapidement dans les tubes capillaires en vertu de cette adhérence, (*Voyez la Dissertation sur le traitement de l'Hémiplégie par l'électrisation.*) & aussi pourquoi la matière électrique qui s'attache fortement au verre, ne s'en sépare jamais, à moins que les vibrations que le frottement a excitées dans les parties du verre, ne la contraignent de passer dans les corps voisins. On doit en dire autant des corps résineux, des cordons de soie & des nerfs.

N n ij

X I.

*M*Algré cette adhésion , le fluide
nerveux doit couler dans les
nerfs avec beaucoup de facilité & de
vitesse. 1°. Les fluides qui sont adhé-
rens à des filets spécifiquement plus
pesans qu'ils ne le sont eux-mêmes ,
ont une extrême facilité à couler
selon leur longueur, parce qu'ils ne
trouvent pas de peine à passer d'un
lieu où il y a contact & adhérence ,
à un autre où ils rencontrent les mêmes avantages. Ainsi, quoique le fer
soit fermement attaché à l'aimant ,
cela n'empêche pas l'aimant de se
mouvoir avec facilité le long d'une
lame de fer.

2°. *Selon les Expériences de M. Le
Monnier , & les Observations de Mon-
sieur Vérati* , plus les corps sont min-
ces & allongés, plus ils sont propres
à servir de véhicule au fluide électrique , & plus ils augmentent son

mouvement. Comme ces deux con-
ditions se rencontrent dans les filets
nerveux, ils doivent transmettre l'é-
lectricité plus aisément que ne font
les autres parties du corps; & c'est
ce qui arrive effectivement.

Scholie. Les filets nerveux (*Diss.*
sur le Traitement de l'Hémiplégie par
l'électr.) s'étendent directement depuis le siége de l'ame ou le cerveau
jusqu'aux organes sensitifs , & par
conséquent ils offrent une route plus
commode & plus abrégée par la
communication libre des ordres de
la volonté, & des impressions cau-
sées par les objets extérieurs. Les
veines & les artères étant d'un cali-
bre inégal & aboutissant au cœur,
ne sont pas si propres à entretenir ce
commerce qui doit être prompt &
facile. Il y a une autre disparité entre les filets nerveux & les vaisseaux
sanguins : la substance de ceux-là

eſt continue, ceux-ci ſont partagés
en différentes branches, c'eſt pourquoi les premiers ſont plus propres
que les derniers à communiquer par
indivis des ſenſations diſtinctes.

X I I.

*L*E fluide électrique ſe meut avec beaucoup de vîteſſe. Un cordon de 300
pieds de long transfére la matiére
électrique avec une vîteſſe de trente
degrés ſupérieure à celle du ſon. Cependant le ſon parcourt un eſpace
de 180 toiſes dans l'intervalle d'un
battement d'artère. Ces propoſitions
ſont prouvées par une foule d'expériences.

X I I I.

*L*E fluide électrique eſt élaſtique. La
matiére électrique eſt un feu léger qui eſt lié dans les divers corps
à différentes parties ſulfureuſes. Non-
ſeulement ſes effets peuvent être
comparés à ceux de la poudre à

canon & du tonnerre, comme il paroît par la commotion de *Muschenbroek* ; mais il eſt prouvé *par les Mémoires de l'Académie des Sciences de Paris*, qu'il s'attache à certains corps, par exemple, au fer plus fortement qu'à d'autres qu'il n'effleure pas, & qu'il communique à ceux-là une vertu magnétique. Or peut-on douter que les particules ignées aient du reſſort, ſi l'on examine les effets de la foudre & de la poudre à canon.

Le fluide électrique fait renfler les veines d'un homme électriſé, & éleve des puſtules ſur la peau. Cette opération cauſe une augmentation de volume & une ébullition dans l'eau, lorſqu'on la touche légérement. Si l'on ſoumet des oiſeaux à la commotion de Leyde, les tuniques du poulmon ſe déchirent à l'inſtant. Trois cent hommes qui ſe tiennent par la main dans la même opération, fe fentent frappés comme d'un coup de foudre, dès que celui qui eft le premier en rang fait fortir une étincelle de la barre de fer; & fi les deux fuivans tiennent à la main un tube de verre creux dont on a pompé l'air, dans le moment de la commotion le tube fe remplit d'une lumiére brillante qui reffemble à un éclair. Il eft impoffible que la feule preffion de l'athmofphère communique au fluide électrique une fi prodigieufe vîteffe, à moins que de fuppofer du reffort dans ce fluide. *Voyez les Princ. de Newton, Liv. 2. Théor. 38.*

On prouve encore fon élafticité par l'expérience du tube de verre électrifé, qui repouffe la feuille d'or lorfqu'elle voltige, & qui l'empêche de tomber lorfqu'elle eft à un pouce de diftance, & qu'elle vient

à

à toucher l'athmofphère électrique
du tube. Or les fluides dont les particules fe repouffent mutuellement,
comme il arrive ici, font élaftiques.
(*Démonftr. de Newton au Liv.* 2. *des
Princ. Théor.* 17.) Donc, &c.

Corollaire. Le fluide nerveux eft
électrique. Le fluide nerveux doit
avoir beaucoup de mouvement, &
une vîteffe bien plus grande que le
fon, pour qu'il puiffe mouvoir le
cœur. Il doit auffi être élaftique,
s'attacher furtout aux nerfs & au
cerveau, & fe mouvoir aifément au
travers de ces parties malgré fon
adhérence. Or il n'y a dans le corps
humain aucun fluide, fi ce n'eft l'é-
lectrique, qui jouiffe de ces préro-
gatives. Donc le fluide nerveux eft
électrique. Notre propofition pa-
roîtra plus évidente par la folution
de quelques Problêmes qui appar-

Tome I. O o

tiennent au mouvement & à la ſen-
ſation.

PREMIER PROBLÊME.

A réalité du fluide électrique dans
L *le corps humain étant ſuppoſée ,*
expliquer le mouvement muſculaire. La
faculté de mouvoir les muſcles ré-
ſide dans l'ame , elle peut donc déterminer le fluide nerveux à y couler plus promptement & plus abondamment. Mais en augmentant la
quantité & la vîteſſe du fluide nerveux qui coule dans les nerfs , on
augmente néceſſairement leur électricité ; & les fils fortement électriſés ont une grande force pour ſe rapprocher les uns des autres lorſqu'on
les touche avec le doigt. Donc les
fibres nerveuſes électriſées par l'influence du fluide nerveux doivent
ſe rapprocher , car tous les corps
non électriques qui ſe trouvent entre

ces fibres , font l'office du doigt.
C'eſt de quoi tout le monde peut
ſe convaincre par ſoi-même , en
conſidérant les muſcles d'un homme
émacié qui a reçu l'électriſation.
J'ai vû pluſieurs fois le muſcle biceps affecté de paralyſie , augmenter
de volume , ſe contracter latérale-
ment , & les fibres ſe rapprocher de
leur axe à meſure que le muſcle ſe
raccourciſſoit.

Les fibres muſculaires ſont ſépa-
rées les unes des autres par une infinité de vaiſſeaux artérieux & vei-
neux ; elles ſont néceſſairement lâches , étant plus déliées qu'un cheveu ; elles doivent donc ſe courber
ſur ces tuyaux cylindriques , ſe rac-
courcir & ſe criſper en ſe repliant.
Lorſqu'on découvre les muſcles
d'un animal vivant , on voit effectivement cette criſpation , au rapport
de Leuvenoeck & de Hales.

O o ij

Le rapprochement des fibres muſculaires augmente la denſité du muſcle , qui devient pâle après avoir
évacué le ſang dont il étoit rempli , comme on le voit dans la contraction du cœur d'une grenouille.
De-là vient que le muſcle s'endurcit
en même tems , ce qui paroît évidemment dans les muſcles de la jambe & de la mâchoire. Enſuite de
quoi le muſcle ſe raccourcit à proportion du nombre & de la grandeur
des plis que forment les fibres , quoique tendues , ce qui leur donne la
force néceſſaire pour tirer les tendons de part & d'autre vers le centre
du muſcle. Ces tendons ſe rappro-
chent avec une vîteſſe réciproquement proportionnelle à la réſiſtance
qu'ils éprouvent ; & c'eſt ainſi que
s'exécute le mouvement des membres , qui décrit un arc de cercle
autour du point d'appui de l'article.

PROBLÊME II.

L'Exiftence du fluide électrique étant fuppofée, expliquer quelques phé-noménes qui appartiennent à la Théorie des fenfations. Tant que le corps refte dans la même fituation, le fluide nerveux conferve fon équilibre. Explication. On dit que le fluide nerveux eft en équilibre, lorfqu'étant également attiré par le corps où il circule, il eft difpofé à s'élancer vers les corps qu'on approcheroit de lui, de quelque part que vînt l'impreffion. Mais l'équilibre eft rompu, lorfqu'à l'approche d'un corps, la colonne du fluide nerveux la plus prochaine fe porte vers lui. Pour mieux éclaircir le fait, fuppofons un fil de fer électrifé ; ce fer ne darde point d'étincelles, tant que le fluide électrique qui y eft renfermé conferve l'équilibre ; mais fi l'on en approche le doigt, dès que les athmofphères du doigt & du fer viennent à fe toucher, l'étincelle part comme un coup de piftolet, & s'élance vers le doigt, quoiqu'il ne touche pas le fer; en même tems le fluide électrique s'écarte tellement des autres parties de fer, qu'on auroit peine à en tirer une feconde étincelle. Où cette dérivation paroît le plus évidemment, c'eft dans un tuyau capillaire plein d'eau. Si l'on approche le doigt de l'une de fes ouvertures, & que l'on touche tant foit peu l'eau qu'il contient, cette eau monte vers le doigt, & fe retire de l'autre extrémité. Par la même raifon, il peut donc arriver quelque changement dans les fibres nerveufes qui aboutiffent au cerveau, & qui font électriques, lorfque le fluide nerveux fe porte à l'autre extrémité de ces fibres vers les corps

contigus. Il n'eft donc pas néceffaire
pour la fenfation, que le fluide nerveux reflue vers le cerveau, puifqu'indépendamment de ce reflux,
la tête des fibres peut être fenfible-
ment altérée.

1. *Corollaire.* On explique aifément par-là un phénoméne que les
Phyficiens n'avoient point encore
éclairci, fçavoir : Pourquoi l'on
fent très-bien les corps fimplement
rapprochés, quoiqu'ils n'affectent
pas immédiatement l'organe du tact.
On ne peut point avoir ici recours
au reflux du fluide nerveux caufé
par une preffion qui n'exifte pas,
puifque les corps font fimplement
voifins, & ne fe compriment l'un
l'autre en aucune maniére.

2. *Corollaire.* Du même principe
on déduit l'explication d'un autre
phénoméne, fçavoir : Pourquoi
nous nous appercevons de ce qu'un

corps ceffe d'agir fur l'organe. C'eft
ainfi que les enfans s'éveillent lorfque leur nourrice ceffe la chanfon
qui les avoit endormis. Les Meû-
niers qui dorment tranquillement
au bruit du cliquet de leur moulin,
fe réveillent lorfqu'il s'arrête. Ceux
qui ronflent profondement, couchés
fous des couvertures, fe réveillent
pareillement lorfqu'on les découvre.
Dans tous ces cas, dès que l'impreffion ceffe, le fluide nerveux reflue vers le cerveau, & caufe une
nouvelle fenfation dans l'ame.

PROBLÊME III.

*F*Aire agir les mufcles par le moyen
du fluide électrique. Lorfqu'on
approche le doigt ou la barre de
fer près du mufcle que l'on veut
faire mouvoir dans un homme électrifé, le mufcle fe contracte à l'inftant, & il fe fait un treffaillement

dans la partie que ce mufcle a mife
en mouvement. On ne peut pas dire
que ces actions foient caufées par
la douleur ; car, outre que cette
douleur eft fi peu confidérable ,
qu'elle ne fçauroit contraindre un
homme doué d'une patience mé-
diocre à agiter fes membres, on
voit les mêmes fymptômes dans les
paralytiques qui n'ont ni mouvement ni fentiment, & ils paroiffent
également dans les perfonnes qui
jouiffent d'une fanté parfaite , quoi
qu'elles faffent pour les empêcher.
Ne vaudroit-il pas mieux employer
cette méthode, furtout à l'égard des
mufcles extérieurs , que de fuivre
celle qu'on pratique dans les Am-
phithéâtres , où l'on tire tantôt d'un
côté & tantôt de l'autre le mufcle
difféqué d'un cadavre , à qui l'on
fait fouvent exécuter par force des
mouvemens qui ne lui font pas naturels.

Cette expérience prouve encore que le fluide électrique peut contribuer au mouvement des muscles.

PROBLÊME IV.

E *Xpliquer de quelle maniére le mouvement , le sentiment , & même l'embonpoint se rétablit dans les membres paralytiques & atrophiés.* La paralysie consiste dans la privation du sentiment & du mouvement d'une partie , ou dans la privation de tous les deux ensemble. Elle est principalement causée par le vice des conduits nerveux , lorsque des corps durs qui se trouvent au-dehors ou au-dedans de ces conduits , ou une lymphe séreuse & corrompue qui les affaisse , s'oppose à l'écoulement du fluide nerveux. C'est ainsi que les fils de fer foiblement électrisés , donnent à peine quelques marques d'électricité , lorsqu'on les touche

avec la main , ou qu'ils font preffés
par quelque corps non électrique ;
ou lorfqu'ils fe trouvent mouillés
ou falis dans leur longueur. Alors ,
fi l'on augmente leur électricité ,
leur force fe rétablit , ils dardent
des étincelles , de la lumiére , &c.
De même en électrifant fortement
les nerfs , en fecouant & en irritant
les parties viciées par l'extraction
des bluettes , on brife , on atténue,
on diffout les corps hétérogénes , &
on les difpofe à s'écouler par la
tranfpiration. Les nerfs ainfi déga-
gés , recouvrent peu à peu le fentiment & le mouvement. L'expérience
nous montre encore que le mouvement du cœur s'augmente dans
le tems de l'électrifation. Il acquiert
par conféquent plus de force pour
vaincre les obftacles qui s'oppo-
foient au cours du fang , pour porter le fuc nourricier dans les parties

amaigries , & les parties huileuses dans les cellules de la graisse , d'où dépend principalement l'embonpoint des muscles.

On explique encore plus facilement ce phénoméne , en supposant avec Boerhaave , dont l'hypothèse me paroît très-probable, que le fluide nerveux contribue beaucoup à la nutrition. Après tout , faut-il être surpris qu'un fluide qui aide à la végétation des plantes , & à l'accroissement de leur volume , produise un effet semblable dans le corps humain , si analogue au genre végétal? *Voyez le Traité de l'Electricité de M. Jallabert.*

PROBLÊME V.

Pourquoi l'Electricité augmente le mouvement du pouls d'un sixiéme.

1°. La force du fluide nerveux croît à proportion de son volume & de

fon abondance. Or il eft clair que
le fluide nerveux devient en ce cas
plus abondant, puifqu'au moyen de
la machine électrique il en caufe in-
ceffamment de nouveaux jets dans
le corps qu'on électrife. Les forces
du cœur doivent donc s'augmenter.

2°. Les Expériences de M. Jallabert prouvent que le fluide électrique augmente d'un fixiéme la vîteffe des liqueurs déja mifes en mouvement dans les tuyaux capillaires.
Le même doit donc arriver au fang
qui coule dans les veines & les artères, & fa vîteffe doit croître d'un
fixiéme; de maniére qu'à tems égal
le pouls qui battoit quatre-vingt fois
auparavant, doit battre quatre-vingt-
feize fois après l'électrifation, ce
qui eft conforme aux épreuves qui
en ont été faites.

PROBLÊME VI.

*D*Ans *l'Expérience de Gliſſon ,
pourquoi l'eau deſcend-elle lorſque les muſcles ſont contractés , & ſe
remet-elle à ſon niveau lorſqu'ils ſont
relâchés ?* Cette expérience détruit
l'opinion commune, qui tient que
l'affluence du fluide nerveux dans
les muſcles augmente leur volume.
Dans notre ſyſtême le fluide nerveux qui pénétre les pores des plus
durs métaux , paſſera avec la même
facilité au travers des filets nerveux
ſans augmenter leur volume. Or les
fibres muſculeuſes qui ſe rappro-
chent dans la contraction , expri-
ment le ſang des petits vaiſſeaux ,
ce qui diminue le volume du muſcle. Ainſi l'eau doit alors deſcendre,
ſi au contraire le muſcle ſe relâche ,
toutes choſes doivent retourner dans
leur premier état , & par conſéquent

l'eau doit revenir à fon premier niveau.

PROBLÊME VII.

POurquoi ceux qui travaillent dans
les fouterrains , dans les foffes ,
dans des puits profonds , dans des la-
trines qui n'ont pas été vuidées depuis
long-tems , ou dans des lieux infects ,
meurent fi promptement ? Cela ne
vient-il pas de ce que le reffort du
fluide électrique eft anéanti par la
vapeur que ces lieux exhalent, ce
qui le met dans l'impuiffance d'exécuter fes fonctions à l'égard du cœur
& des mufcles, de-là la ceffation
de toutes fortes de mouvemens ,
même des mouvemens vitaux, ou
la mort ? On peut appuyer cette
opinion de l'expérience du fil de
fer électrifé, qui perd toute fa force
électrique lorfqu'on le plonge dans
des lieux infectés de mauvaifes

odeurs, (*Mém. de l'Acad. de Tou-louse.*) car alors il n'étincelle, ni ne brille, ni n'attire les corps légers. L'électricité qui a tant de rapport avec la lumiére & le feu, n'est-elle pas, pour ainsi dire, suffoquée, comme on voit en pareil cas les lampes, les flambeaux, & même les buchers allumés s'éteindre subite-ment, sans jetter même de fumée? Je me persuade que ces faits & plusieurs autres que les bornes d'une Thèse ne permettent pas d'accumuler, prouvent suffisamment notre opinion, & que nous en pouvons conclure avec certitude *Que le fluide nerveux n'est pas différent du fluide électrique.*

LETTRE

LETTRE

De M. SAUVAGES, *Médecin de Montpellier*, *à* M. MORAND *de l'Académie Royale des Sciences.*

J'Apprends, Monſieur, que vous ſouhaitez voir une Diſſertation que j'ai faite ſur l'Electricité. Je ne croyois pas que ce petit Ouvrage deſtiné ſeulement à l'examen d'un de mes Eléves, parvînt jamais juſqu'à Paris. Je n'aurois pas manqué de donner les éloges convenables aux Sçavans qui, comme vous & M. Nollet, ont les premiers en France rompu la glace ſur cette matiére, & auxquels on doit les Expériences qu'ils m'ont enhardi à faire. Je me flatte, Monſieur, que vous recevrez mes excuſes d'autant

Tome I.   P p

mieux, que cet Ouvrage n'étoit pas fait pour paroître fous mon nom. Je fuis fort flatté que vous vouliez bien parcourir cet Effai; vous pouvez y ajouter foi; car M. Le Nain & M. le Maréchal de Richelieu ont été témoins oculaires d'une partie du fuccès, & le premier en a fait dreffer un procès verbal qu'il deftine à M. le Chancelier. Il n'y a pas quinze jours que M. Le Nain me remit douze autres procès verbaux faits par fon Subdélégué de Pezenas, par lefquels il conftate que de douze perfonnes attaquées de rhumatifme, fix ont été guéries fans retour, après avoir été électrifées un an auparavant, & les fix autres ont été foulagées pendant quelques mois. Plufieurs Médecins dans les villes voifines, en Provence même, en Gafcogne, &c. m'écrivent de très-bons

effets qu'ils éprouvent de ce nouveau reméde, & les Machines électriques fe multiplient tous les jours.
Pour ne pas m'expofer à la contradiction des gens du métier, j'ai engagé dès le commencement des perfonnes étrangéres à la Médecine, &
par-là à l'abri de l'envie, à électrifer les malades, ne me réfervant
que le droit d'affifter aux opérations;
c'eft ce que je continue de faire
toutes les femaines depuis près de
deux années, & j'en ai rendu compte
de tems en tems à M. Le Nain notre
illuftre Intendant.

Le fuccès que nous en avons eu
fur les Paralytiques, a été bien peu
de chofe en comparaifon de ce qu'en
ont éprouvé ceux qui n'ont eu que
des rhumatifmes fimples, gouteux,
véroliques ou autres ; plus de cinquante ont été électrifés, pas un n'a

manqué à être foulagé ou guéri ;
je n'en fçais abfolument aucun à qui
l'électrifation ait nui, fi l'on excepte
un Pthifique dont je n'ai laiffé igno-
rer l'hiftoire à perfonne. J'ai employé
l'électrifation dans toute fa force
avec de très - bonnes commotions
fur Madame Le Nain, qui en deux
fois a été guérie de quelques douleurs fciatiques récentes. Ainfi on
n'a pas à craindre des effets de la
commotion, au moins en ce pays.
J'ignore fi ailleurs elle peut bien faire
du mal. Je fçais que des fortes commotions avec eau chaude ont donné
la diarrhée , & peut-être l'a-ton at-
tribuée aux réfines purgatives que
les Electrifés tenoient dans la main ;
nous n'avons tenté qu'une fois cette
dernière expérience , & la diarrhée
n'a pas fuivi. Je ne défefpére pas,
Monfieur, que vous ne portiez cette

nouvelle maniére de foulager les malades à un point de perfection bien plus haut. L'expérience nous apprendra la façon de la ménager pour les différens cas : certainement rien ne me fait mieux tranfpirer. J'avois, il y a deux mois, une douleur de goutte au pied gauche ; l'électrifation en deux fois me foulagea notablement pour un mois ; je boitois de nouveau un mois après, autre électrifation qui me diffipa la douleur, & chaque fois une fueur vifqueufe fortoit de la partie malade & duroit jufqu'au lendemain. J'en ai vû beaucoup d'autres exemples ; mais je me garde bien de dire encore que ce foit un reméde infaillible ; il faut plufieurs années & des centaines d'expériences fur la même maladie, pour établir & accréditer un reméde. Je laiffe au tems & à l'expérience d'autrui à faire percer la vérité. Si vous électrifez des malades attaqués de douleurs chroniques , je fuis perfuadé que vous en éprouverez les mêmes fuccès.

J'ai l'honneur d'être avec la plus haute eftime & la plus parfaite confidération ,

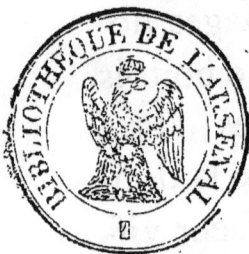

Monfieur,

Votre très-humbe & très-obéïffant Serviteur ,
S A U V A G E S.

A Montpellier , ce
1. Juin 1750.

APPROBATION.

J'ai lû par l'ordre de Monfeigneur le Chancelier de France, une *Differtation de Médecine , fur le Traitement de l'Hémiplégie par l'Eléctricité* , imprimée à Montpellier , & une *Thèfe* publiée dans la même ville , fur la queftion : *Si le Fluide nerveux eft le même que le Fluide électrique ?* A Paris le 17 Août, 1750
Signé , LE MONNIER.

TABLE DES PIECES

Recueillies dans ces deux Volumes.

TOME PREMIER.

TABLE

TOME SECOND

Fin de la Table

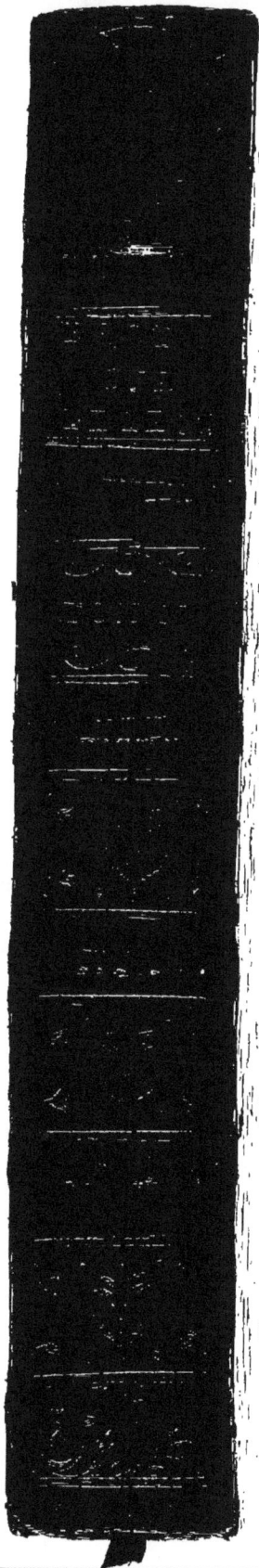

www.ingramcontent.com/pod-product-compliance
Lightning Source LLC
Chambersburg PA
CBHW032316210326
41518CB00040B/969